怎麼吃不會胖 ｜ 怎麼動才會瘦 ｜ 怎麼減才健康

速效減肥法

曾漢棋綜合醫院院長　**曾漢棋著**

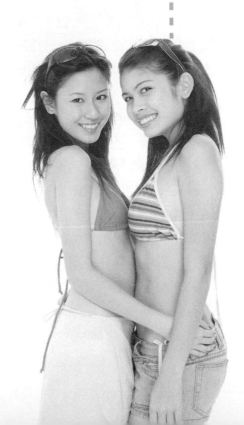

為自己訂一套無敵減肥術

　　大部分肥胖者對減肥都比較沒有耐心，希望能把身上的肥肉在一夕之間就甩掉，因此往往會受到媒體廣告的誘惑，而使用一些沒有醫學根據且誇大不實的減肥方法或產品。諸如「本產品保證一天瘦一公斤」「不怕您瘦不下來，就怕您瘦的太快」「本產品使用期間，不必飲食控制、不必運動、免挨針、免吃藥」……多麼吸引人的廣告用詞，再加上名人代言，難怪那麼多人趨之若鶩，我的減肥門診中，有很多人以前都曾經用過市面上廣告的減肥產品，大部分都沒有效，最後還是找醫師減肥才成功。

　　此外坊間也有一些流行的減肥方法，例如吃葡萄柚減肥法、吃蘋果減肥法、吃檸檬減肥法、七日瘦身湯減肥法以及吃瀉藥減肥法、斷食法……等，這些單項食物的減肥法，減肥效果不得而知，但是很確定的是會傷害到健康，因為人體每天都需要攝取各種不同的營養素才能維持各器官的生理機能，每天都只吃某一種食物，除非您的身體像無尾熊或熊貓一樣，否則這種飲食法吃久了一定會生病的。至於吃瀉藥減肥等於是沒有吃一樣，甚至於還會造成脫水；而斷食更危險，美國早期曾報導有一百例以上因斷食減肥而死亡之案例，因此美國食品和藥物管理局（FDA）在多年前就已經正式禁止斷食法用於減肥，雖然斷食法在使用期間體重減得很快，但減掉的體重大部分是水分及瘦肉組織（包括內臟），不是純粹在減脂肪，且復胖後多出來的體重全都是脂肪。

　　美國國家衛生研究院曾經訂定一個用來評估減肥方法好壞的準則，其內容有四點：一、使用此種方法減肥者，有多少比率的人能夠順利完成

整個療程，如果有很高比率的人中途退出，表示這種方法不好；二、完成療程者，平均一個月可減多少公斤？或多少百分比的體重；三、有無不良副作用；四、復胖率高不高；我認為還需要再加上一個：五、減掉的體重主要是體脂肪，還是水分？是否連肌肉也一併減掉？這才算得上完備。

　　有鑑於許多減肥者盲目地尋找一些不切實際或是不健康的減肥方法，因此特別撰寫這一本《速效減肥法》，希望能對想要快速減肥的人，盡一點心力，使她（他）們能找到一種健康又有效的減肥方法。

　　本書所列出的減肥方法，有些是取自國外行之多年有效的減肥法，有些是我自己設計來給減重者使用的減肥法，另外還有一些是坊間流行過的減肥方法，但我加以修正過，使其符合營養及健康上的需求。

　　本書是針對二十到四十歲女性減重所設計的書籍，但其實任何年齡的人也都一體適用。我再次強調，減肥最終的目的是健康，而不是只有外表看起來瘦瘦的。

　　希望本書能讓妳變的健康、美麗、苗條！

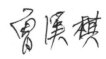

Contents

Chapter IV　減肥期間常遇到的問題

Chapter V　如何永不復胖？

人生中不得不與體重奮戰數回！

中年以後，身體的代謝率逐漸下降，消耗的熱量也逐年減少，平均而言，女性從成年開始每增加一歲，每天熱量消耗約減少5大卡，這時候如果攝取的食物熱量不能同步減少，則一年三百六十五天，累積下來的熱量就很可觀！這也就是為什麼中年後脂肪會逐漸囤積的原因。從二十歲到三十歲體重通常會增加2公斤，從二十歲到四十歲體重會增加4公斤，這都是正常的生理變化。

女性在一生中有三個容易發胖的時期：一是青春期到二十歲左右，二是懷孕及產後，三是更年期；而懷孕及產後肥胖約占女人肥胖原因的八成。

一、青春期到二十歲，正值成長期，由於女性荷爾蒙分泌增加的關係，身體開始出現女性豐滿的特徵，皮下脂肪變厚，脂肪囤積增加，再加上這段年齡剛好是就學年齡，因功課的壓力比較少有時間運動，能量不易消耗，容易導致肥胖。

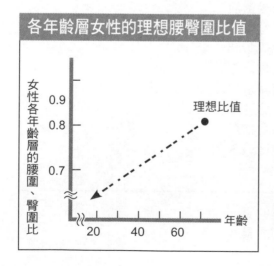

二、懷孕及產後，醫學統計發現，女人生育次數愈多，通常體重會愈重，而有親自哺乳（餵母乳）超過二個月者體重增加得較多。中國人有個觀

念是一人吃兩人補，做月子期間不進補，以後老了容易有病痛，於是拚命攝取高熱量食物如麻油雞等；再加上懷孕及產後本來就比較少運動，又多了一個嬰兒要照顧，容易導致精神上的壓力及焦慮，增加副腎皮質荷爾蒙的分泌，造成肥胖問題。還有女性產後體內會分泌催乳激素（prolactin），加上雌性激素的分泌量減少，於是食慾增加，代謝率又降低，都是導致肥胖的原因。

三、更年期因為體內荷爾蒙的變化，加上基礎代謝率變慢及身體活動量減少，也比較容易發胖。

女人從二十歲開始體脂肪就逐漸增加，其脂肪囤積部位主要在腹部，但是上臂及大腿也會有少量的脂肪囤積。

與其他年齡期的女性相比，對二十至四十歲期間想要減重的女性而言，最重要的是懷孕及產後要嚴格執行體重控制計畫，很多螢光幕上的影歌星產後身材不變形，就是特別注意體重控制，尤其是熱量的攝

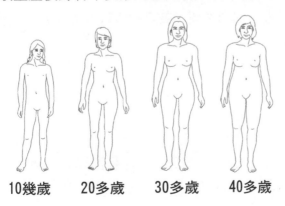

10幾歲　　20多歲　　30多歲　　40多歲

■女人從二十歲開始體脂肪就逐漸增加，其脂肪囤積部位主要在腹部，但是上臂及大腿也會有少量的脂肪囤積。

取不要太多，此點與四十歲以後女性減肥需著重在活動量增加上，是不太一樣。

妳真的需要減肥嗎？

有些人外表看起來不胖，量體重也在標準範圍內，但體脂肪率卻偏高。這種人肌肉較少，但體脂肪卻不少，一般稱為「隱藏式肥胖」，國內有某健檢公司針對七萬多名女性體檢報告分析，發現有三分之一的女性屬隱藏式肥胖。另外，有些人體重很重但體脂肪率卻很低，這種人通常屬肌肉肥大型，我就曾經遇到一位舉重國手來找我減肥，他體重98公斤，但體脂肪率才13，結果我告訴他不必減肥了。

檢測肥胖的方法

醫學上用來判定一個人是否肥胖有二個常用的方法：

一、計算身體質量指數(BMI)

身體質量指數（BMI）的算法是體重（公斤）÷身高（公尺）的平方。依據世界衛生組織對亞洲人的肥胖判定標準，正常人的BMI在18.5至22.9之間；如果是在23至24.9之間，就是體重過重；如果大於或等於25，就是肥胖。如果依照我國衛生署在民國91年所訂定的國人肥胖判定標準，BMI如果在24至26.9是體重過重，大於或等於27是肥胖。

舉例來說，如果某個人他的體重是70公斤，身高為160公分，則BMI為70÷1.6的平方=27.3算是肥胖了。

二、測體脂肪率

女性體脂肪率大於或等於30%表示肥胖，男性體脂肪率大於或等於25%表示肥胖。測體脂肪率最普遍的方法是使用電阻係數法（BIA），它是

利用一個微弱電流通過體內，來測量身體的電阻係數，由此電阻係數來換算體脂肪率。

用BMI指數來判定一個人是否肥胖比較簡單方便，但也較容易誤判，如上述的隱藏式肥胖女性或是肌肉肥大型男性，因此還是以體脂肪率來判定比較準確，市面上有販售簡易型體脂儀，一台約二、三千元，在醫療器材行或百貨公司皆可找到。

如果沒有體脂儀，另一個簡單估算自己體脂肪率的方法是，用一隻手之姆指及食指捏起肚臍旁邊10公分處之肚皮，測量二指之間之距離（即皮膚摺疊厚度），如果男性超過2公分（體脂肪率大約25%），女性超過2.5公分（體脂肪率大約是30%）就表示肥胖。

妳只需要局部塑身

在減肥門診中常遇到一些年輕女性要求減重，尤其是來自都會區的小姐，體重是在標準範圍內，體脂肪率測量結果也不高，但是就覺得自己某一個部位尺寸嫌大了一些，例如上臂太粗或是大腿粗了些，以致於穿不下某一號的衣服。這種類型的人，其實不需減肥，她們只要做局部塑身就可以了，局部塑身的方法很多。比較有效的有：

①局部運動，尤其是有負重的運動。

②CFK或LPG體雕機：它是利用滾輪吸盤使皮下脂肪，做被動式的運動，同時促進脂肪組織之新陳代謝，加速脂肪分解，同時還可促進淋巴回流，減少水腫，達到局部塑身之效果。

③紅外線塑身機：利用紅外線加熱皮下脂肪使脂肪加速分解。

④電波或微波消脂拉皮機：它是利用無線電波或微波可以穿透皮下組織深層之原理，當無線電波遇到脂肪時，因電阻高，於是就產生高熱，脂肪細胞在高熱環境下會死亡並分解，達到局部減脂的效果。

Chapter 1

了解自己是 怎麼 變胖的?

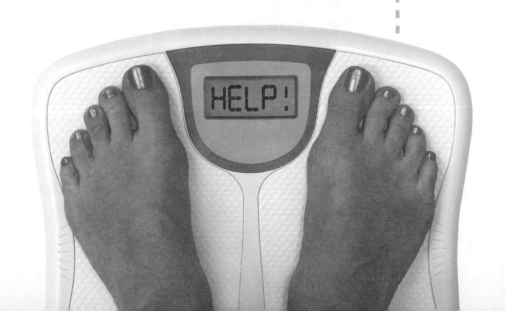

根據衛生署最近一次的國民營養調查發現，國內有三分之一的人體重過重，而且肥胖的人口每年仍在增加中，可見肥胖已是全民共同的問題。

肥胖其實是一種慢性病，也是一種與生活形態有關係的疾病。世界衛生組織在1997年已經把肥胖正式列為「疾病」，在國際疾病分類碼中，肥胖症的疾病代碼是278.00。

肥胖也是一種營養不良的病症，很多肥胖者只攝取大量的高熱量食物，如油脂類、高醣類，但是相對於某些維生素、礦物質及有益健康的營養素卻不足。當我們攝取過多的垃圾食物（例如高醣類食物）進入體內時，維生素、葉酸及鉻、鋅、鎂等也就容易流失掉。

是什麼原因造成肥胖症呢？西醫及營養專家認為，攝取太多能量而消耗不掉，是造成肥胖的主因；中醫則認為，肥胖是脾胃功能不足，氣虛及血行不暢，導致營養物質的利用受阻所致；而大部分的肥胖者卻認為，是因為自己體質不好才變胖的。他們常說的是：「別人也跟我吃一樣多的東西，為什麼別人不會胖，我卻胖了。」

醫學界最近幾年對肥胖的研究突飛猛進，尤其拜基因工程及分子生物學之進步，許多與肥胖有關的化學物質及荷爾蒙、神經傳導物等一一被發現，肥胖症的神秘面紗也逐漸被掀開了。因此在減肥前，首先要找出自己肥胖的原因，才能夠對症治療，減肥成功。

肥胖是如何形成？

肥胖是指體內囤積了過多的脂肪（中性脂肪或稱三酸甘油酯），而肥胖者體內脂肪增加的型態有二種：一種是脂肪細胞數目增加；另一種是脂肪細胞不增加，但是每一個細胞卻膨漲變大，裡面裝滿了脂肪分子。

正常人體內脂肪細胞數目約三百億個，而極度肥胖者其體內脂肪細胞數目可以增加五倍之多。人體脂肪細胞能夠儲存的脂肪量非常可觀，歷史上有記載，英國一位超級肥胖者Daniel Lambert，他生前體重達739磅（等於330公斤）。

其實人體本身就有一套維持能量平衡的機制存在，使大部分的人體重能保持穩定。這一套機制是由腦部的下視丘、胰臟分泌的胰島素荷爾蒙、脂肪細胞分泌的瘦身荷爾蒙（leptin）以及胃部小腸分泌的某種化學物質共同參與。而遺傳基因會透過荷爾蒙及神經系統來影響上述之能量調控機制。

雖然我們每天攝取的熱量都不一樣，每天活動量也不會相同，但是體重還是維持在一個穩定的範圍，就是因為上述調控能量平衡的機制在發揮作用。假使我們多吃了熱量，體內也會增加熱量消耗；相反的，如果少吃了熱量，則人體會自動減少熱量消耗。但是如果多吃了很多的熱量，超出上述調節機制的調節能力，就會變胖。醫學研究發現，人體調控能量平衡的機制在防止變瘦的調控能力比較強，在防止變胖方面的調控能力比較弱，因此人們如果攝取能量減少很多，體重也不見得會減輕很多（例如斷食者通常在第一週體重會急速下降，第二週以後體重就不會再大幅下降）。但是如果攝取能量增加很多，體

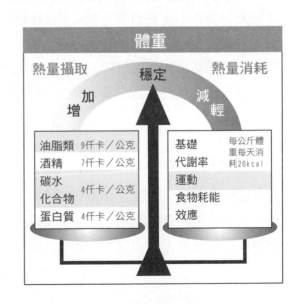

重通常也會等比例的增加，這可能是受到先天基因的影響所致。

正常人一天需攝取多少熱量？

首先我們要知道，成年人每天消耗的總熱量：

◐輕度活動量者每公斤體重30卡。

◐中度活動量者每公斤體重35卡。

◐臥床不活動者每公斤體重20至25卡。

因此如果要保持在現有的體重，每天攝取的熱量最好是與消耗的熱量差不多。

人類攝取熱量的唯一來源是飲食，而消耗熱量的來源可分三部分：一、基礎代謝；二、運動；三、食物之耗能效應。除了勞力工作者或運動員外，大部分人熱量的三分之二是透過基礎代謝率來消耗掉的，另外25%至30%是運動，剩餘10%才是食物之耗能效應。

食物之耗能效應是指食物在消化吸收及儲存過程中所消耗的熱量。在三大營養素中，蛋白質占攝取熱量的20%至30%，醣類占8%，脂肪占2%。也就是說，當我們攝取蛋白質食物100卡時，只有70至80卡會留在體內，而脂肪食物每攝取100卡就有98卡會留在體內，至於碳水化合物會有92卡留在體內，因此攝取蛋白質類食物，比較不容易囤積能量在體內。

肥胖形成的原理

「攝取的熱量」減掉「消耗的熱量」等於「儲存的熱量」，所以攝取的熱量大於消耗的熱量，那就會造成肥胖。儲存熱量分成二部分，少部分是以肝醣形態儲存，約占0.3至0.5公斤，其餘全部都以脂肪形

態儲存。當儲存能量達到7700仟卡時，就會形成一公斤的體脂肪。

接下來我們要談有關食慾的問題。我們常稱食慾為胃口，其實控制食慾的中樞不在胃部而在大腦的下視丘。下視丘中有一個部位叫「飽足中樞」，還有另一部位叫「飢餓中樞（或進食中樞）」，當飢餓中樞發出訊號時，我們就會覺得飢餓感想吃東西，但飽足中樞發出訊號時，我們就會產生飽腹感不想進食。醫學上有一種疾病（腫瘤）剛好長在下視丘之飽足中樞，破壞飽足中樞細胞之功能，於是這種病人腦部不會發出飽足訊號，整天不停的吃也不會覺得飽，很快就變胖了。

使人產生飢餓的器官

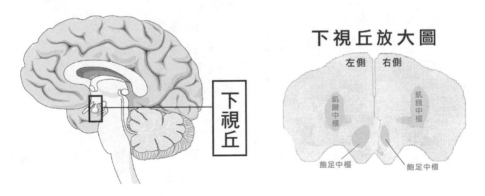

下視丘放大圖

而下視丘之「食慾中樞」的細胞對血糖濃度很敏感，當血糖降低時，飢餓中樞就會發出訊號驅使我們去進食，因此低血糖會誘導我們去進食，所以當我們產生飢餓感時，只要吃三塊葡萄糖塊或半杯果汁使低血糖改善，就會降低食慾了。

肥胖形成的主要原因

肥胖是由多重因子共同造成的，歸納起來可以分為先天性及後天性原因。先天性原因是指遺傳基因；後天性原因包括飲食不當、缺少運動、熱量消耗發生障礙，以及情緒壓力，疾病、藥物……。而導致肥胖的因素中，基因的重要性只占30%，其餘70%是後天環境因素造成。研究顯示，美國境內的亞裔居民在採用西方化的飲食生活習慣後，發生肥胖的比率比其原來國家的國民來得高。

此外，在北歐有學者做雙胞胎的實驗，他們將數對雙胞胎分成兩組撫養，其中一組以進食高熱量食物為主，另外一組用低熱量食物，十年後，雖然兩組的基因都一樣，其體重差異很大，進食高熱量食物那一組體重增加很多。

①遺傳基因

研究發現父母單方肥胖時，其子女肥胖的機會是40%；父母雙方都肥胖者，其子女肥胖的機會是70%至80%；而父母雙方都不胖的人，其子女肥胖的機會是10%，可見肥胖是

肥胖體質檢查表

檢查重點	點數
1. 父母或其中之一肥胖	1
2. 喜歡吃高熱量食品	1
3. 沒空或不愛運動	1
4. 新陳代謝不良	1
5. 壓力大	1
6. 天生骨架粗大又重	1
7. 因藥物引起的肥胖	1
8. 生病而引起的肥胖	1
9. 生活作息不正常	1
10. 愛飲酒	1
11. 戒煙後而產生肥胖	1

總點數超過5點者，容易肥胖

以上這些都是容易胖的條件，做為簡易肥胖體質的檢查表

跟遺傳基因有關係。基因會影響一個人肥胖的機率，也會影響肥胖者體內脂肪分佈的部位。自從2000年人類基因的序列被解碼出來以後，有關人類基因的研究突飛猛進，在人類三萬到四萬個基因中，目前發現有一百一十三個基因與肥胖有關，其中十五個基因比較常見，這些基因大致可分為四類。

◖影響食慾之基因：Ghrelin、MC4R、CART。

◖影響熱量消耗之基因：ADRβ-2、ADRβ-3、UCP-1、UCP-2、UCP-3。

◖同時影響食慾及熱量消耗之基因：leptin receptor、leptin promoter。

◖影響荷爾蒙作用之基因：DIO2、IRS-2、GNB（3）Glucocorticoid、adiponectin。

國內目前已經有足夠的設備及技術來檢測肥胖基因。檢測肥胖基因的方法有二種：一是血液檢查法，一是口腔黏膜刮除法。血液檢查法因內含之細胞數目比較多，DNA含量也多，因此可以同時檢查較多之基因。筆者的醫院在2003年就率先開始做肥胖基因檢測，至今為止所檢測的肥胖症患者，每個人至少有二個肥胖基因，最多者同時有十一個肥胖基因存在。

從基因方面的研究發現，人類在能量的代謝方面，有一套「節儉基因」的機制存在，這是人類祖先經過千萬年演化過程所遺留下來對抗

？

什麼叫節儉基因？

- -

當一天沒有進食時，人體就會覺得沒精打采不想活動，以減少熱量的消耗；相反的，當吃太多食物後卻缺乏一套機制來驅使我們多運動以便消耗熱量。透過上述的說明並實際測試，就知道我們體內是否存在有節儉基因。

飢荒的利器。由於遠古時代，人類的祖先經常處於糧食不足的情況，唯有具備這種節儉基因的個體，才能存活下來繁殖後代，導致人類今天成為一種容易發胖的動物。

②熱量攝取太多

許多肥胖者常怪自己體質不好，即使只喝水、呼吸也會胖。其實不然，在美國就有學者利用放射性同位素追蹤肥胖者體內營養素的代謝情形，研究結果發現，肥胖者大部分都是攝取熱量過多。舉例來說，就一個體重60至70公斤、活動量中等的人而言，他（她）們平均一天攝取的熱量大約是2500至3000仟卡，只要每天多吃了100仟卡（佔每天攝取熱量的1/25至1/30而已），一個月就會多吃了3000仟卡，二個半月就可以胖一公斤（一公斤體脂肪相當於7700仟卡）。

就以看電視時吃的零嘴為例，如餅乾或堅果，要吃到100仟卡是很容易的事，不知不覺之間，一年就胖五公斤。

食物中各種營養素每公克所含熱量

營養素名稱	仟卡／每公克
脂肪	9仟卡
酒精	7仟卡
碳水化合物	4仟卡
蛋白質	4仟卡

現代人由於工商業社會生活型態的改變，使我們有較多的機會攝取過多的熱量，包括二十四小時速食店及超商到處林立，使得食物的取得比以往方便，高熱量的食物充斥市面，種類繁多，價廉物美，再加上大量的媒體廣告行銷，誘惑消費者去購買，再加上現代人外食的機會比以前多，餐廳的料理常是高油高糖的食物，且分量又大，想要不

胖也難。

③活動量減少

　　醫學上有許多研究指出，人們的體重和身體活動量成反比，現代人由於工作忙碌，很少有時間做戶外活動，再加上工作場所一切電子化，如電子郵件、電腦、傳真機，甚至開會也有視訊會議，而居家場所不只自動化還遙控化，如電視、冷氣、音響及車庫都使用遙控器，使得人們愈來愈不需要活動就可以過一天。而電視機及電腦遊戲軟體又是現代人最常利用的休閒娛樂，因此人們消耗的熱量愈來愈少。我曾經在自己醫院的減重門診作過六仟多份問卷調查，發現有87.9%的肥胖者都沒有在做運動，只有12%的肥胖者有固定在做運動。而一般國民53.1%有在做運動，兩者相差達4.5倍之多。

④熱量消耗障礙（褐色脂肪細胞不足）

　　人體的脂肪細胞分為白色脂肪細胞及褐色脂肪細胞，白色脂肪細胞是用來儲存熱量的，而褐色脂肪細胞是用來消耗熱量的。褐色脂肪細胞在其他哺乳動物，例如老鼠、狗身上含量較多，在人類只有在嬰兒時期含量較多，成人以後逐漸減少。

　　熱量消耗障礙，在人類肥胖形成的過程中之重要性，目前仍不清楚，不過醫學研究發現，芬蘭工人冬天長期在室外工作者，其體內褐色脂肪細胞含量會增加；另外有學者發現，罹患腎上腺腫瘤（嗜鉻細胞瘤）者，其腎上腺素分泌較多，體內褐色脂肪細胞數目也增多。或許我們可以利用多暴露在寒冷天氣下或是服用交感神經刺激劑藥物來增加人體之褐色脂肪細胞，進而增加熱量消耗。不過以上觀點，目前僅用於動物實驗，對人體之減肥作用還不確定。

⑤情緒壓力

現代人生活在充滿壓力的環境，壓力可以來自社會、經濟以及自己心理的障礙（焦慮、憂鬱……），壓力會導致腎上腺分泌過多的腎上腺皮質荷爾蒙（cortisol），腎上腺皮質荷爾蒙會使得一個人食慾增加以及脂肪囤積。

此外，情緒壓力也容易導致暴食症。根據統計，肥胖者中有30%的人有暴食症行為。暴食症通常發生在十五至四十歲的女性，其中有很高的比率合併有憂鬱症，她們只要遇到壓力、情緒低落或一個人孤獨時，常會以吃來發洩情緒，造成飲食過量、極度失控，在剛暴食一頓後，起初可以使情緒暫時舒緩，但是情緒舒解之後伴隨而來的是罪惡感及自責，於是就自我催吐或是節食，有人甚至企圖以服用瀉藥來減輕體重。暴食症患者通常很關心他們自己的體重及身材，但是一旦她們自己訂定的飲食原則被打破，就會失望而引發暴食行為。

⑥骨骼形態

醫學研究發現，骨骼寬大而身高較矮者，男性有37%體重過重，女性有67%體重過重；相反的，骨骼細長的人中，男性才3%，女性5%有體重過重情形。

⑦疾病

某些內分泌疾病如甲狀腺機能不足、腎上腺皮質機能亢進、腦下垂體荷爾蒙異常等疾病，也會引起肥胖症，其中以甲狀腺手術後造成的甲狀腺機能不足比較常見。

⑧藥物引起的肥胖

某些精神科用藥如三環抗憂鬱劑、胰島素以及類固醇荷爾蒙都會引起肥胖。

⑨不良生活習慣引起的肥胖

除了上述那些原因外，肥胖者常有一些錯誤的飲食習慣容易導致熱量攝取過多，也是導致肥胖的幫兇：

❶用餐速度很快，因為用餐速度太快的人（指少於二十分鐘），其腦部下視丘之飽足中樞無法感受到進食之訊號，所以無法分泌足夠的飽足荷爾蒙或化學物質，因此整天都會有飢餓感。

❶三餐減為二餐或是一餐，尤其是不吃早餐。在日本及美國都有做過國民營養調查，調查發現，不吃早餐的人容易胖，有一個實際例子就是日本的相撲選手，他們通常一天只吃二餐，而且不吃早餐。為什麼不吃早餐的人容易胖呢？因為不吃早餐的人新陳代謝率會變慢，而且中餐因為餓太久，食量會增加，胃腸消化及吸收力變強。

❶一天三餐分量分配不均，有集中在晚餐多吃的習慣。人體的胰島素（Insulin）及升糖激素（glucagon）荷爾蒙早晚分泌量不相同，早上時升糖激素分泌的量比晚上多，而晚上胰島素分泌的量比早上多，胰島素荷爾蒙會促進脂肪囤積，而升糖激素作用剛好相反。此外，人體的神經系統白天是交感神經比較活躍，而晚上則是副交感神經比較活躍，交感神經會增加人體熱量消耗，而副交感神經則是幫助熱量儲存，由於上述荷爾蒙及神經系統的影響，晚餐多吃容易導致肥胖。

⑩喝酒引起肥胖

喝酒容易引起肥胖，除了酒精是高熱量食物外，酒精會抑制人體脂肪分解。1公克酒精含熱量7仟卡，我們就以半碗白飯的熱量來當做比

較的基準。半碗白飯（140仟卡）＝啤酒314cc＝紹興酒136cc＝高梁酒43cc＝紅葡萄酒143cc＝白蘭地酒60cc＝威士忌酒60cc＝米酒114cc

各種酒類熱量表（每100毫升）

品名	熱量（卡）	品名	熱量（卡）	品名	熱量（卡）
臺灣啤酒	34.3	龍鳳酒	226.0	大麴酒	364.0
寶島啤酒	44.5	長春酒	226.0	蔘茸酒	191.2
竹葉青酒	275.2	茅台酒	305.6	玫瑰露酒	265.6
陳年紹興酒	102.8	烏梅酒	191.6	白葡萄酒	75.2
花雕酒	106.8	高梁酒	324.8	甜紅葡萄酒	98.0
黃酒	97.2	雙鹿五加皮	306.8	玫瑰紅酒	97.2
紅露酒	89.6	荔枝酒	119.2	蘭姆酒	224.0
白蘭地	229.6	威士忌	229.6	米酒	123.2

⑪戒菸引起肥胖

戒菸後有80%的人體重會增加，其增加的體重在2至3公斤。戒菸後體重會增加的原因，有三分之一是因為基礎代謝率下降，每天消耗熱量減少約100仟卡（而抽菸會增加基礎代謝率約10%）另外三分之二是因為熱量攝取太多，很多人剛戒菸時會產生情緒上和行為上的代償行為，因此容易導致多吃。

特殊階段的肥胖原因

兒童肥胖的原因

兒童肥胖除了遺傳因素（基因）外，飲食不當及運動不足是很重要的原因。兒童通常喜歡吃油炸食物，以及零食及甜的飲料，含糖的飲料其實可以視為液體麵包，吃多了熱量仍然很可觀。根據國內一項調查顯示，大部分的青少年及兒童都有邊吃食物邊看電視的習慣，容易造成無形中吃下更多熱量而不自知。

在國外最近曾經有學者做過調查研究，

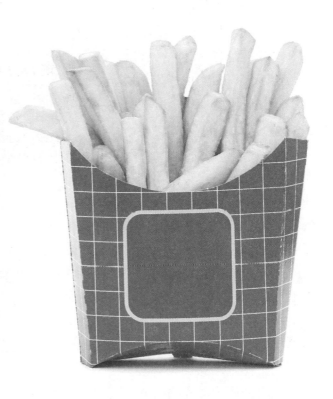

■兒童通常喜歡時下高熱量速食店的食品。

結果顯示，常看電視的兒童比少看電視的兒童肥胖機率多8倍，且肥胖程度與看電視時間成正比。主要原因，除了常看電視會減少運動的時間外，電視常有一些高熱量食品的廣告，間接的也鼓勵兒童去購買這些高熱量的食品，這也是小胖子愈來愈多的原因之一。

產後肥胖的原因

　　根據統計，50%的第一胎產婦及38%的第二胎產婦都有產後肥胖現象。懷孕婦女的體重增加之合理範圍，妊娠第一期應該增加1至2公斤，第二及第三期體重則以每週0.5公斤的速度增加。整個懷孕過程，體重大約增加10至15公斤。其中3至6公斤是母體脂肪組織增加，其餘是胎兒、胎盤、羊水、子宮及乳腺肥大所增加的重量。

？ 哪四種人產後最易發胖？
- 懷孕前體重就過重者
- 懷孕期間體重增加較多者
- 沒有餵母奶者或餵母乳時間較短者
- 懷孕期間戒菸者

　　國人通常有一人吃兩人補的觀念，因此在懷孕期間通常攝取過多熱量，以至於體重及體脂肪增加過多。生產後，這些多出來的體重，都胖在母親身上。

　　大家普遍還有一個錯誤的觀念，認為做月子期間要多補一些「熱」性食物，如麻油、酒類等，將來年老時才不會抵抗力差以及腰痠背痛。這些熱性食物都是屬於高熱量食物，再加上懷孕期間及坐月子期間活動量減少，能量消耗量跟著減少，吃得多而消耗減少，當然體重就增加了。

　　根據瑞典懷孕婦女的研究，有73%婦女在產後一年體重比產前增加10公斤以上，不過根據多位不同學者專家之研究統計，婦女每次懷孕後平均增加體重在0.9至3.3公斤之間。

老年肥胖的原因

　　人的基礎代謝率，隨著年齡增加逐漸減低，每增加一歲代謝率減少1%；再加上老年人因為體內荷爾蒙的自然變化，包括生長激素分泌減少，性荷爾蒙分泌降低，於是身體組織會逐漸變化，使得體脂肪比率逐漸增加，肌肉逐漸減少；此外，老人活動量減少，熱量消耗減少，於是體重就漸漸增加。人體體重的變化，平均每10年體重約增加3至4公斤。

找出妳的肥胖的原因

　　肥胖形成的原因中，70%是後天環境因素所引起，在這些環境因素中，哪一項因素是導致變胖之主要原因呢？做完以下的問卷表後就可以知道了。

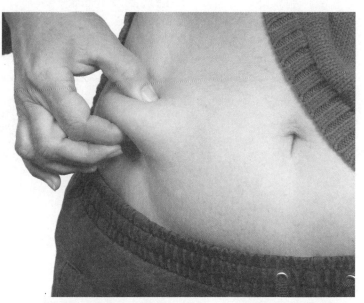

■腰部是最容易囤積肥肉的部位，也是減肥最難減的地方。

Q1 是否受周圍環境引誘我多吃？

Yes No 　我到超市購物時從不事先列購物清單

Yes No 　我是否常買高熱量食品

Yes No 　我的家中是否隨時存放著垃圾食物及零嘴等

Yes No 　我是否在廚房以外還存放著食物

Yes No 　我是否把食物放在家中顯眼的地方

Yes No 　我是否在隨身提包內放有食物

Yes No 　我每天上班途中是否會經過美味可口的麵包店
　　　　　　、速食店或便利商店

Yes No 　我到餐廳用餐前是否事先想好我要吃那些東西

Yes No 　我到餐廳時是否常點吃到飽的自助餐

Yes No 　我在家中準備食物時是否總是用大的盤子裝

以上答「是」的題目如果超過5題表示你容易受環境影響而多吃！

Q2 是否有不良之飲食習慣？

Yes	No	我是依照自己的喜好來選擇食物，而不考慮其營養價值或熱量高低
Yes	No	我經常在外面進食，很少在家用餐
Yes	No	我用餐速度很快，每餐少於30分鐘
Yes	No	我常在用餐時看電視或看報紙或聊天
Yes	No	我一天常常沒有吃到三餐，有時一天只吃一餐或二餐或不吃早餐
Yes	No	我心情不好時或寂寞時，常會吃很多東西
Yes	No	我只要看到食物就想吃，即使肚子不餓也是一樣
Yes	No	我看到好吃的食物，常會克制不了自己而吃過量
Yes	No	我習慣把餐桌上所有食物都吃光
Yes	No	我進食前很少去考慮應該吃多少，而總是吃到肚子感覺飽才停止
Yes	No	我在任何地點、任何場所都可進食（不限於餐廳）
Yes	No	我喜歡吃零食、宵夜或點心
Yes	No	我整天都有飢餓感，一直想吃東西
Yes	No	我一天三餐中，晚餐吃最多，早中餐吃得比較少
Yes	No	我喜歡吃（或多吃）油炸食物或甜食
Yes	No	我一星期平均喝酒7單位以上（一單位指360cc啤酒或45cc白蘭地）

以上答案如果答「是」者占5項以上，表示有不良飲食習慣，容易引起肥胖

Q3 我是否有情緒性進食之傾向？

■ 我情緒沮喪時會用吃來發洩　　　　（a. 經常b. 偶而c. 從來沒有）
■ 我孤單一人時會用吃來發洩　　　　（a. 經常b. 偶而c. 從來沒有）
■ 我在焦慮或厭煩時會用吃來發洩　　（a. 經常b. 偶而c. 從來沒有）
■ 我會用吃來放鬆自己疏解壓力　　　（a. 經常b. 偶而c. 從來沒有）
■ 我在生氣或悲傷時會用吃來發洩　　（a. 經常b. 偶而c. 從來沒有）
■ 即使不餓，我跟朋友在一起時仍然會吃下東西
　　　　　　　　　　　　　　　　　（a. 經常b. 偶而c. 從來沒有）
■ 我喜歡用食物當禮物來饋贈親友　　（a. 經常b. 偶而c. 從來沒有）
■ 我常會因不好意思拒絕別人而多吃　（a. 經常b. 偶而c. 從來沒有）
■ 我有過度進食之傾向　　　　　　　（a. 經常b. 偶而c. 從來沒有）
■ 我有時對自己吃太多食物覺得難為情（a. 經常b. 偶而c. 從來沒有）
■ 每次過度進食後，我就會後悔　　　（a. 經常b. 偶而c. 從來沒有）
■ 我雖然對自己的體重不滿意，但是還是忍不住會多吃
　　　　　　　　　　　　　　　　　（a. 經常b. 偶而c. 從來沒有）
■ 我常常會控制不了自己，而吃下過多食物
　　　　　　　　　　　　　　　　　（a. 經常b. 偶而c. 從來沒有）
■ 我常會渴望吃某些食物　　　　　　（a. 經常b. 偶而c. 從來沒有）
■ 我嘴巴空空時會不習慣，希望有東西可以吃
　　　　　　　　　　　　　　　　　（a. 經常b. 偶而c. 從來沒有）
■ 我不餓時也能吃下很多東西　　　　（a. 經常b. 偶而c. 從來沒有）
■ 我常用吃來慶祝　　　　　　　　　（a. 經常b. 偶而c. 從來沒有）
■ 我腦子裏常會想一些與食物有關的事（a. 經常b. 偶而c. 從來沒有）
■ 我會將面前的食物吃光，以免浪費　（a. 經常b. 偶而c. 從來沒有）
■ 每次進食後，我會有快樂及愉悅的滿足感
　　　　　　　　　　　　　　　　　（a. 經常b. 偶而c. 從來沒有）

a2分，b1分，c0分；如果總分是20分以上表示你有
情緒性進食之傾向。

Q4 是否運動量太少？

Yes No	我很少走路，大部分時候都開車或坐車（或一個星期走路時間總共不到1小時）
Yes No	我平常很少爬樓梯，大部分都坐電梯
Yes No	我看電視時常躺著看
Yes No	我家中電器一律都使用遙控器
Yes No	我運動的次數一個星期不到3次
Yes No	我做中度活動量的家事，累計時間一星期不到1小時（中度活動量家事，指拖地板、洗門窗、擦拭地板、擦桌椅……等）
Yes No	我工作時幾乎都是坐著很少站著或走動
Yes No	我一星期中做重度活動到會流汗20分鐘以上的機會，不到1次

以上回答是的題目如果超過4題，就表示你運動或活動量不足！

Chapter 2

妳的
20.30.40
減重原理

WEIGHT LOSS LANE

減重的基本原理就是「吃的熱量少於消耗的熱量」，但是要做到不容易，需要一些技巧，本篇所敘述的內容都是目前減重醫學上最重要的知識。我在理論方面務求簡單易懂，而多著重在減重的實用技巧，包括各種體質的人減重注意事項，以及在飲食運動及生活習慣改變方面要如何實行才能減肥成功，相信讀者在讀完本章後，對減肥的原理會有正確的認知，照著書中敘述的方法去做，一定能減得健康，減得輕鬆，並且容易達成目標。

肥胖者的體型

肥胖者依體脂肪分布的型態，區分為上半身肥胖及下半身肥胖兩種類型。上半身肥胖者的脂肪都囤積在上半身，其中又以腹部為甚，因此又稱「中心型肥胖」或「蘋果型肥胖」；上半身肥胖者體脂肪大部分囤積在腹部的腸系膜間（Mesentery）以及胃周圍之大網膜（omentum），因此又稱為內臟型肥胖，內臟型肥胖者容易罹患高血壓、高血脂、心臟血管疾病以及糖尿病等，因此日本肥胖醫學會把上半身肥胖稱為危險型肥胖，非常貼切。

下半身肥胖者，體脂肪囤積在四肢及臀部，因此又稱為「末稍型肥胖」或「西洋梨型肥胖」，下半身肥胖者其體脂肪大都堆積在皮下組織，對健康比較無害！一般而言，如果一個人腰圍，女性大於80公分以上，男性大於90公分以上就表示有內臟型肥胖。內臟型肥胖雖然對健康危害較大，但是從減肥角度而言，內臟型肥胖比皮下脂肪型容易減下來。

肥胖者的體質類型

依照中醫之觀點,肥胖者之體質可以分為陰陽兩類型:

● 陰型肥胖者:膚色較白,虛胖型,容易浮腫、怕冷,且體力較差,容易疲勞。這種人不喜歡運動,因此不易消耗熱量。

● 陽性肥胖者:外形結實,膚色較紅潤,怕熱、體力佳,常有便秘現象,精神上容易緊張焦慮,此種型的肥胖者,雖然熱量消耗比陰型肥胖者多,但因為攝取的熱量更多,結果熱量過剩還是會導致肥胖。

有時候要明確的區分陰陽型肥胖症不容易,這時候要看陰型特徵多或陽型特徵多來決定,如果陰陽型特徵各占一半就是屬於中間型。

上述內臟型肥胖症只要飲食方面多注意,攝取的熱量減少,再加上放鬆心情疏解精神上的壓力(以減少副腎皮質荷爾蒙之分泌),通常很容易就可以減下來;但是皮下脂肪型肥胖有時只靠飲食控制還不夠,需加上運動提高代謝率及增加局部血流才容易減肥成功;至於體質屬於陰型肥胖者,在減肥期間宜增加運動量,而陽型肥胖者則只要做好飲食控制通常就能減肥成功。

陰型肥胖和陽型肥胖自我檢查表

項目	陰型	陽型
臉色	白色	紅色
手足	容易變冷	溫暖
情緒	沈穩	焦慮、急燥
體力	容易疲倦	不會感到疲倦
運動	不喜歡	喜歡
食欲	不振	旺盛
排便	柔軟	便秘
尿	顏色淡	顏色濃
溫度適應	怕冷	怕熱
談話聲音	音量小	宏亮
血壓	較低	正常或偏高

減重基本原理

依照能量不滅定律，當我們攝取的食物熱量大於消耗的熱量時，多餘的熱量少部分會以肝醣的形式儲存起來，而大部分會轉變成脂肪分子存在於脂肪細胞內。相反的，如果我們攝取的熱量少於消耗的，則體內的肝醣及體脂肪就會分解來當作能量的來源，一公斤的脂肪所含的熱量是7700仟卡，因此如果我們想要減掉一公斤的體脂肪，就要少吃或是多消耗7700仟卡熱量。假設一個人的體

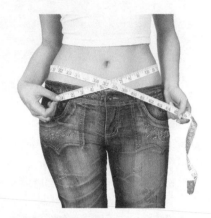

■如何量腰圍才正確呢？取兩側肋骨下緣及骨盆上緣之中點為基準點，沿著此基準點繞肚子一圈即為腰圍。

重是80公斤，則他一天所消耗的熱量大約是2800仟卡（指中等活動量的人），如果他在減重期間一天只吃1700仟卡而已，則每天攝取的熱量不足約1100仟卡，一星期後熱量減少約7700仟卡，就可以減掉一公斤的體脂肪，這就是減重的基本原理——熱量的攝取必須少於消耗。

減重期間如何控制飲食？

飲食控制最重要的是控制熱量，而不是食物種類，坊間許多減肥偏方宣稱只要吃某一種食物或產品後就不必控制飲食熱量也能減肥成功，這是完全錯誤的觀念。一般而言，減肥期間的男性每天所攝取的熱量最好是1400仟卡，女性是1200仟卡。

減重期間三大營養素之最佳攝取比率為碳水化合物55%，脂肪25%，蛋白質20%。碳水化合物包括主食澱粉類、水果及蔬菜；脂肪包括食用油

脂、肥肉以及堅果類；而蛋白質包括肉、魚、蛋、豆、奶類，不過食品中之蛋白質，或多或少都含有一些脂肪，蛋白質依照所含脂肪之多寡分為高脂、中脂及低脂蛋白質。減重期間在食物種類的攝取，要注意油脂類的食物不能吃太多，但是蛋白質卻不能吃太少。減肥期間為何不能吃太多油脂呢？因為油脂所含的熱量最多，1公克含9仟卡的熱量，相當於碳水化合物（含4仟卡）或蛋白質（含4仟卡）所含熱量的二倍以上，因此多吃油脂類食物就等於是多吃高熱量食物，當然減肥不易成功。油脂類分為看的見的脂肪及看不見的脂肪。

看得見的脂肪

肉類	肥肉、培根、雞鴨皮、豬皮、魚皮、蹄膀、豬大腸
脂肪類	奶油、牛油、豬油、沙拉油、麻油、花生油、瑪琪琳、烤酥油、橄欖油

看不見的脂肪

五穀類	速食麵、酥皮點心、甜甜圈、燒餅、月餅、喜餅、蛋糕、沙琪瑪、綠豆糕、菠蘿或奶酥麵包
奶類	全脂牛奶、冰淇淋、乳酪、鮮奶油、奶精、起司
魚、肉、蛋類	香腸、火腿、熱狗、蛋黃、家畜肉、肉酥、魚卵、秋刀魚、鱈魚、鮭魚、烏魚、貢丸、魚餃、燕餃、蝦餃
豆類	麵筋泡、油豆腐、豆腐泡、臭豆腐、炸豆包
水果類	酪梨、橄欖、椰子肉
油脂類	蛋黃醬、奶精、花生醬、芝麻醬、千島沙拉醬
堅果類	瓜子、腰果、開心果、花生、核桃、杏仁、松子、芝麻、火山豆
其他	油炸食品（油條、炸雞、薯條、米果…）

對減肥者最有利的油脂

中鏈三酸甘油脂是指脂肪酸結構中的碳鏈數目是六至十二個，最常見的是椰子油。而一般的長鏈脂肪酸含碳鏈十四個以上。中鏈三酸甘油脂在體內容易被分解來當作能量來源，它的性質比較像碳水化合物，不像一般脂肪容易囤積卻不容易被分解消耗掉，而且中鏈三

？

中鏈三酸甘油脂哪裡買？

含中鏈脂肪酸之油脂，目前國內有統一食品公司進口的統一綺麗健康油（由日本日清食品製造），在超級市場有售。在瓶上有註明「含中鏈脂肪酸」，此種油在國內及日本都有「健康食品」認證之標幟，日文名稱為「中鎖脂肪酸」。

酸甘油脂比較有飽足感。這兩個特點是它在減肥上之優勢，不過不管是哪一種油脂，都是屬於高熱量食物，吃多了還是會胖的。

選擇低脂蛋白質且生物可利用率高者

日常食物中的蛋白質或多或少都含有一些脂肪，脂肪含量少的蛋白質稱為低脂蛋白質（指每10公克食物中

各種食物中蛋白質之生物可利用率

乳漿	100	魚	83	花生	47
蛋	94	牛肉	80	碗豆	44
牛奶	82	黃豆	65	麵筋	37

含脂肪3公克），例如毛豆、海鮮、大部分魚類（但秋刀魚、鱈魚、烏魚、鮭魚除外），以及雞胸肉、豬腱或後腿瘦肉。

脂肪含量多的蛋白質（指每10公克食物中含脂肪6公克以上）稱為高脂蛋白質，例如炸豆皮、豬小排、雞翅、香腸、豬腳、秋刀魚、培

根、臘肉、五花肉、油豆腐，火鍋用的燕餃、蛋餃、蝦餃、魚餃。

　　至於「蛋白質之生物可利用率」是指我們吃下去的蛋白質食物有多少百分比能被吸收，然後再轉變成人體之蛋白質，數值愈高表示可利用率愈高，例如蛋是94、魚83、牛奶82、牛肉80、黃豆65……。

「血糖係數」低的碳水化合物最適合用於減肥

　　在碳水化合物方面儘量選擇最不會增加胰島素分泌的食物，因為胰島素會增加脂肪囤積且抑制脂肪分解，對減肥不利。哪些食物最不會增加胰島素分泌，就是血糖係數低的食物（或稱升糖指數Glycemic index）最不會增加胰島素分泌。什麼是血糖係數呢？血糖係數是指一種食物能使血糖升高程度之高低，每一種碳水化合物食物都有它獨特的血糖係數，例如在蔬菜方面，胡蘿蔔及南瓜的血糖係數就比葉菜類高；在水果方面，西瓜、鳳梨就比番茄、葡萄柚係數高；精製過的澱粉類食物例如白米飯、白麵條或白麵包、馬鈴薯的血糖係數就比糙米、燕麥、全麥高。

減肥飲食新主張

　　為了要符合上述之飲食控制要求，因此我在民國83年提出了一個減肥者飲食新主張，即「倒金字塔飲食法」，此與傳統金字塔飲食法最大的不同是精製的澱粉減少攝取，但蔬菜類增加，油脂類減少，而蛋白質類增加。此外，倒金字塔飲食法在用餐時進食順序也跟一般飲食法不同，其進食順序為：

先喝水（或湯）→接著吃水果→接著吃蛋白質→接著吃青菜→最後再吃澱粉類

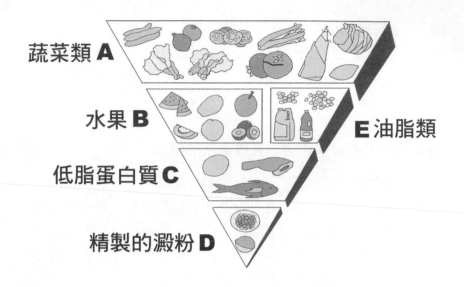

蔬菜類 A

水果 B

低脂蛋白質 C

精製的澱粉 D

E 油脂類

要如何做運動才能減肥？

　　運動除了能增加能量消耗並燃燒脂肪外，還可以提高基礎代謝率，確保肌肉組織在減肥期間不會萎縮及流失。

　　運動雖然有以上所述的諸多好處，但是運動對減肥的效果是緩慢的，且往往是看不見的，也因此很多減肥者剛開始時對運動抱著很大的期望，等到運動一段時間後，看不到體重明顯下降後就放棄了，這是很可惜的。

　　其實運動在減肥的初期效果不明顯，但是運動在減肥的停滯期或是減肥成功後要保持體重時，就可以看出它的效果。對於短期減肥而言，有氧運動比較有效，但是對於長期減肥不復胖而言，有氧及無氧運動一樣重要。對減肥者而言，運動至少二天要做一次，因為運動提高基礎代謝率的效果只能維持二天。

日常生活的減肥撇步

- 做家事一小時可消耗熱量100～50仟卡。
- 家中電器多用手開關，少用遙控器，一年可以多消耗7000～10000卡熱量，可以減掉一公斤以上體重。
- 打電話時用站的取代坐著。
- 避免坐著時間太久，每隔一段時間，站起來活動一下。
- 坐公車時故意提前一站下車或開車時停在離目的地遠一些的停車場。
- 多爬樓梯，少搭電梯。
- 假日多選擇戶外活動。
- 還有平常時儘量減少靜態的活動，例如看電視、打電腦遊戲…等。

運動的好處

　　大部分肥胖者都知道減重需要運動，但是她（他）們也都承認不喜歡運動或沒有時間運動。

　　運動對減肥的好處除了能增加能量消耗並燃燒脂肪外，運動還有以下幾項好處：

　　①運動可以提高基礎代謝率。

　　②運動可以確保肌肉組織在減肥期間不會流失。

　　③提高心肺功能。

　　④降低高血壓。

　　⑤改善葡萄糖耐受性。

　　⑥防止骨質疏鬆。

　　⑦增強免疫力。

　　⑧心理上的安適，避免暴食行為。

肥胖者如果光是靠飲食控制來減肥而不同時做運動的話，會使基礎代謝率下降20%，於是減到一個程度後，會遇到能量攝取及消耗互相平衡，體重就不會再下降了，這就是所謂的停滯期，運動可以幫助我們提高代謝率突破停滯期，使體重繼續下降。

運動會提高代謝率的原因，包括運動後兒茶酚胺（catecholamine）及某些荷爾蒙分泌增加、呼吸及心跳加快、體溫升高。

運動雖然有以上諸多益處，但是運動對減肥的效果是緩慢的，有時甚至看不見，因為單獨靠運動來減肥，平均一週只能減0.1公斤，即使做很激烈的運動，

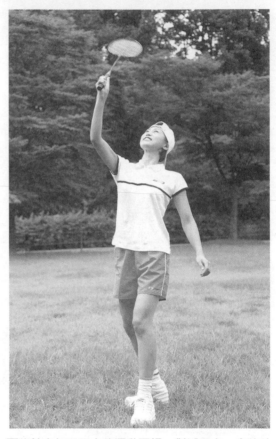

■維持良好且固定的運動習慣，對減肥有一定的助益。

一個星期也只減掉0.18公斤，而且運動後可能因為飢餓感增加多吃食物而抵消了運動的減肥效果，不過運動在體重維持期非常重要，醫學研究證實，在體重維持期做運動者比不做運動者維持體重的成功率多好幾倍。

運動的最佳時數

肥胖者剛開始做減肥運動時，每次運動時間可以從10分鐘開始，再逐漸延長時間，也可以一天分數次運動，每天疊積的總運動量最好達到30分鐘以上。

依照世界衛生組織之建議，對健康有益之運動，每天最好做中等強度運動30分，如果要減輕體重，每天要做45至60分鐘之中等強度運動，減肥後要防止復胖，則每天要做60至90分鐘之中等強度運動。

肥胖者由於心臟及關節之

?

如何設計減肥運動處方

- 運動種類：以有氧運動為主，輔以鍛鍊肌肉之無氧運動。有氧運動是指運動時會消耗大量氧氣，因此是會產生心跳加快、呼吸急促的運動。有氧運動通常也是指較需要心肺耐力之運動，例如慢跑、快步走、騎腳踏車、游泳、球類運動、有氧舞蹈等。

- 運動頻率：有氧運動需每天做，無氧運動則一星期做2至3次即可。

- 運動強度及時間：對肥胖者身體脂肪分解的功效，低強度之運動持續久一點時間反而比短時間激烈運動更好。即使二者熱量消耗相同。

功能不如正常體重者，因此運動時要評估身體是否能負荷得了，在運動期間可以計算心跳速率，心跳速率最好不要超過最大心跳速之60至80%。而肥胖者最大心跳速之算法為200—（0.5×年齡），舉例來說，如果一個人年齡三十歲，最大心跳數量200—（0.5×30）＝185，185×60%＝110，因此運動期間心跳數最好不要超過每分鐘110下。

以下舉例說明各種活動之強度：

中度活動	重度活動	極重度活動
交際舞、散步	騎自行車	攀岩、農作
使用吸塵器吸地毯	溜冰、慢跑	背重物上樓梯
擦玻璃、掃地	用鏟子挖土	爬山
清掃落葉，推除草機	搬傢俱、手工洗車	打籃球
修剪庭院花草	木匠工作、伐木	跳繩
打乒乓球、打排球	快步走、打網球	賽跑
打保齡球、高爾夫球（步行）	游泳	摔柔道

各種運動每分鐘熱量消耗表

項目	能量消耗量 （每仟卡/每分鐘 /公斤體重）	項目	能量消耗量 （每仟卡/每分鐘 /公斤體重）
走路	0.1	打高爾夫球	0.07
慢跑	0.17	打乒乓球	0.12
上樓梯	0.3	打排球	0.14
下樓梯	0.12	打棒球	0.08
騎腳踏車（9km/時）	0.05	打羽球	0.17
騎腳踏車 （21km/時）	0.17	打籃球	0.15
跳繩	0.25	打網球	0.19
體操	0.09	踢足球	0.15
游泳（蛙式）	0.1	爬山	0.17
游泳（自由式）	0.15	有氧舞蹈	0.1

鍛鍊肌肉之運動

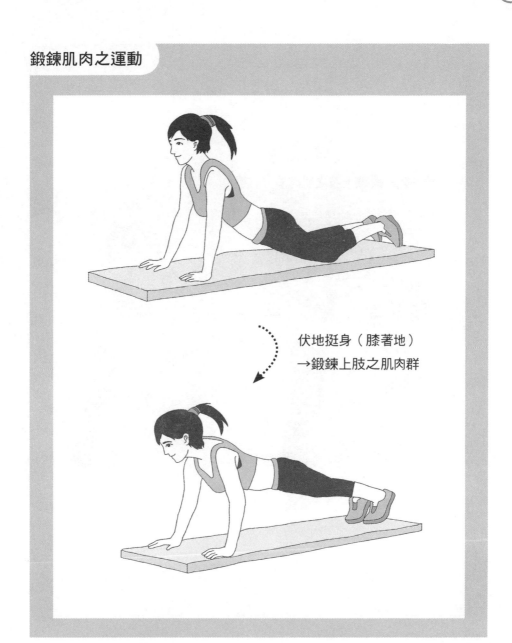

伏地挺身（膝著地）
→鍛鍊上肢之肌肉群

推牆運動→鍛錬上肢之肌肉群

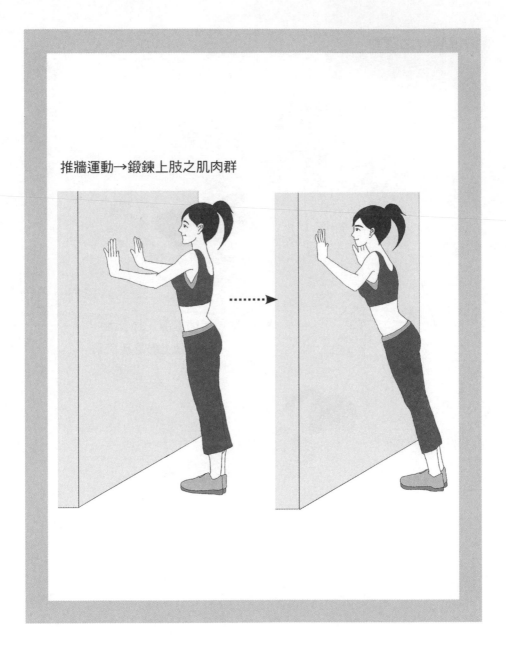

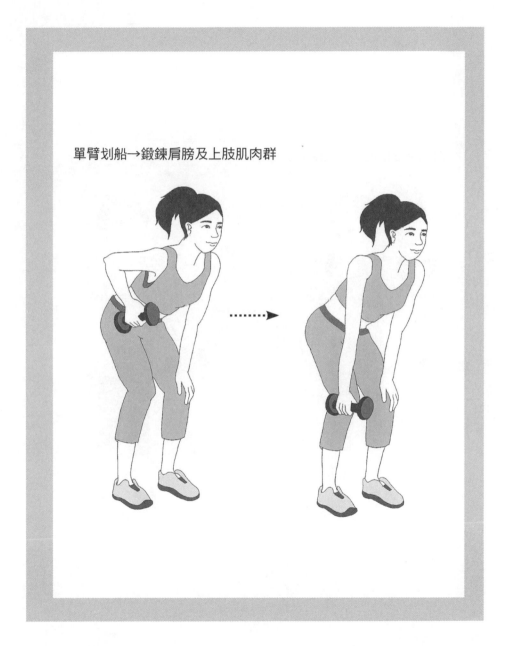

單臂划船→鍛鍊肩膀及上肢肌肉群

肘部屈曲舉啞鈴→鍛鍊上肢前方之肌肉

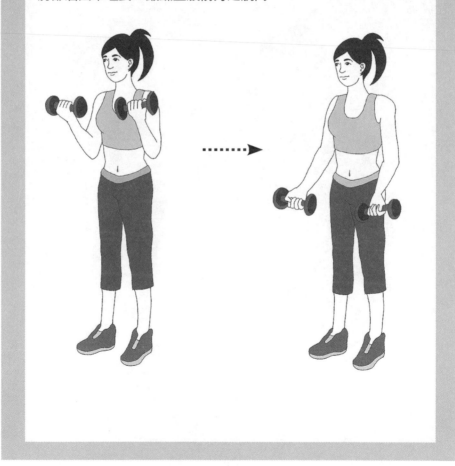

坐姿舉小腿→鍛鍊大腿前面之肌肉

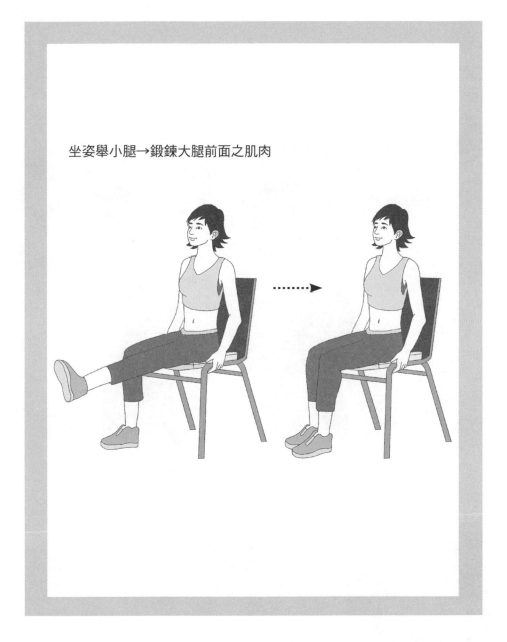

握啞鈴單臂側平舉→上背及肩膀肌肉

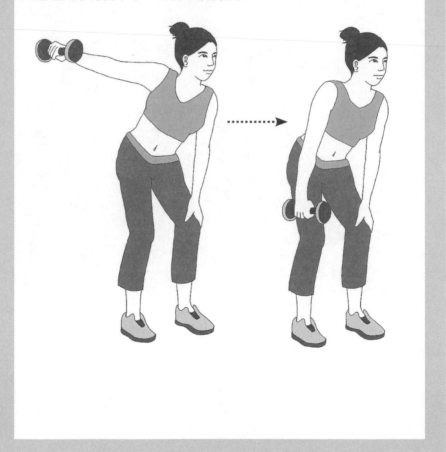

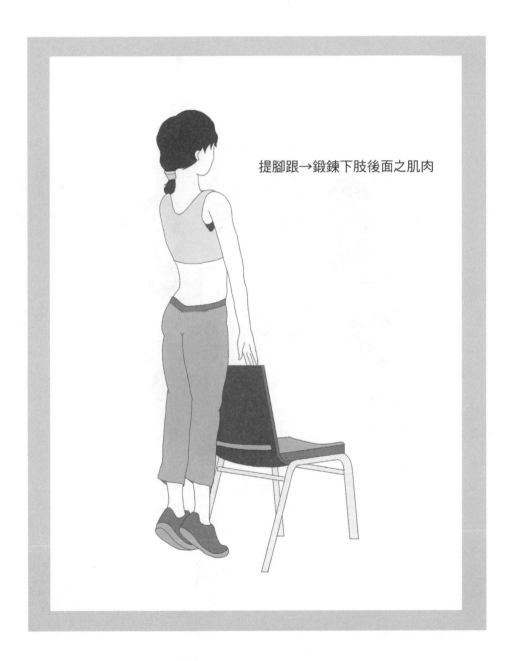

提腳跟→鍛鍊下肢後面之肌肉

登階運動→鍛鍊下肢肌肉

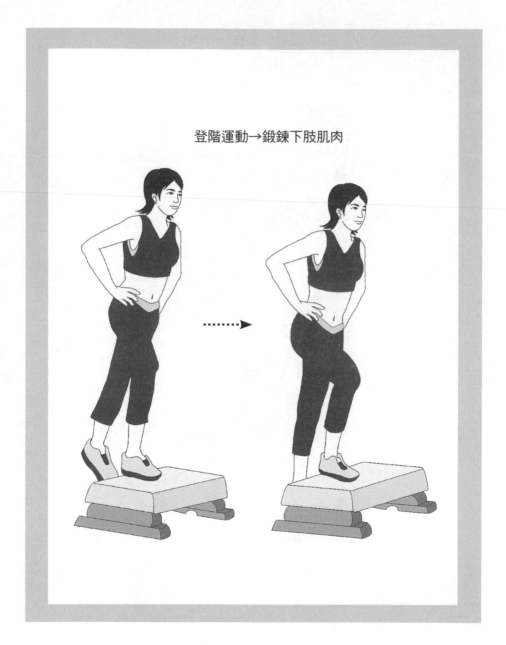

在椅子上蹲及站立→鍛鍊下肢肌肉

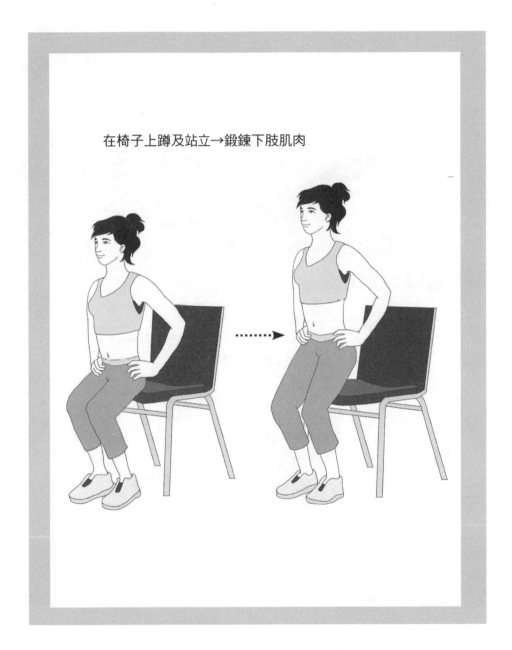

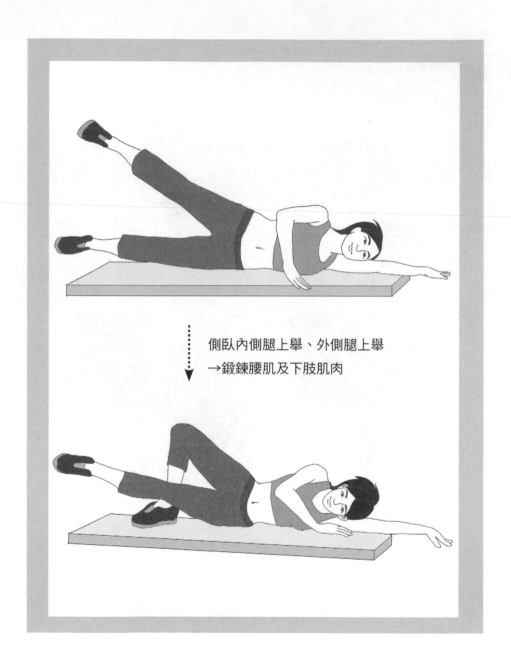

側臥內側腿上舉、外側腿上舉
→鍛鍊腰肌及下肢肌肉

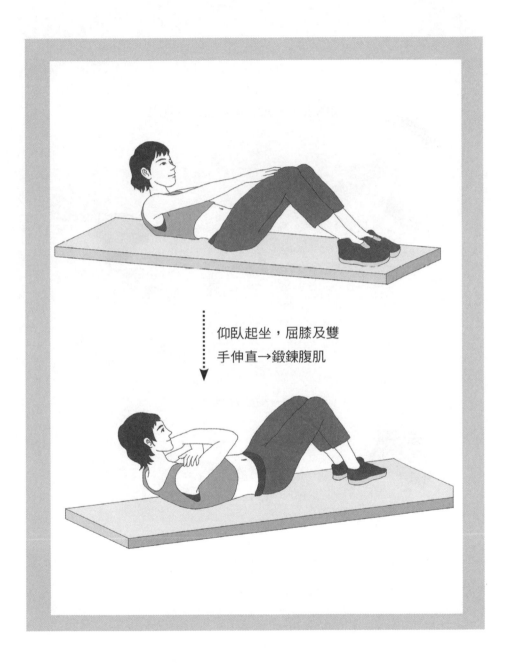

仰臥起坐，屈膝及雙
手伸直→鍛鍊腹肌

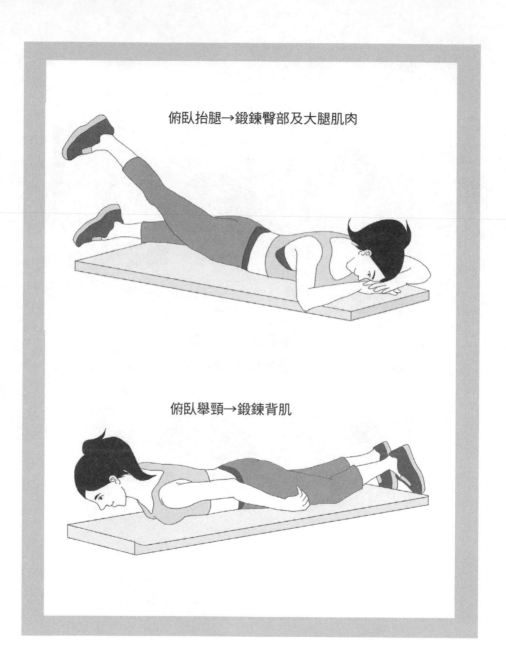

俯臥抬腿→鍛鍊臀部及大腿肌肉

俯臥舉頸→鍛鍊背肌

如何達成運動目標？

①設定合理的運動目標：每天增加十分之一到五分之一之運動量，以走路為例可以戴上計步器，如果開始時一天只走3000步，每天增加500步，則十四天後就可達到一天走10000步之目標。

②營造運動的環境誘因：把運動之時間排入每天之行程表內，以及在家中顯眼處擺置運動器材或運動鞋。

③克服運動之障礙：請見右表。

障礙種類	克服之方法
沒有時間	・可以在午餐時間以及工作之休息時間做數次短暫（10分鐘）之運動。 ・將電視關閉30分鐘，利用這段時間運動。 ・平常走樓梯而不坐電梯。 ・停車時故意停在較遠之停車位。
惡劣天氣	・到自家附近之購物商場散步。 ・在家中之樓梯上下走幾趟。 ・做家事，如吸地毯、擦玻璃、掃地等。 ・在工作場所之走道走走。 ・在家中看運動之錄影帶並跟著做。
假日休閒	・假日多安排戶外活動。 ・飯後到住家附近散步。 ・整理住家。 ・觀看運動比賽或參加音樂會及表演節目時，利用中間之休息時間站起來活動一下或走動。 ・看電視時，一有廣告時間就起來活動身體。
疲倦感	・邊聽音樂邊運動，或是邊看電視邊做簡單的肢體活動。

如何提高基礎代謝率？

　　許多肥胖者以為自己的代謝率很低，其實不然。我在自己醫院之減肥門診中實際檢測過一千個以上肥胖者之基礎代謝率，結果發現肥胖者中基礎代謝率低的很少，有些人甚至代謝率比一般人還要高，不過肥胖者減肥一段時間後，往往代謝率就會降低下來。

　　因此如何防止減肥者在減肥期間或是減肥後，代謝率不要降低就是一個很重要的課題。想要提高代謝率或是防止代謝率降低有三個簡單的方法：

①運動。

②常泡熱水澡。

③每天正常吃三餐，尤其是早餐。

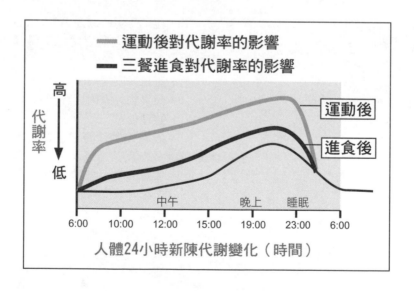

　　由上圖得知，在我們清晨醒來之前，體內的新陳代謝是最低的。醒來後，新陳代謝也在緩慢地提高，直到晚飯後達到高峰。當我們入睡之後，新陳代謝就逐漸下降。

　　當我們進食早餐後，新陳代謝率就開始提高，這就是為什麼減肥者一定要正常吃三餐，尤其一定要吃早餐的原因，如果減肥者能做運動，對提高新陳代謝率的效果更是可觀。

改變飲食及生活習慣

　　肥胖的原因有很多是因為不良的飲食及生活習慣所造成的，因此想要減肥成功不復胖，一定要徹底改掉一些不良的習慣，以下列出一些對減肥有幫助之飲食及生活習慣：

　　◑食物料理用低油烹調法，例如蒸、煮、滷、烤，少用煎、炒、炸，如要煎、炒，儘量使用不沾鍋具以減少用油，若要增加食物的香味，可以多利用香料，或加上大蒜、薑、蔥、青椒，或選用低脂調味品或高湯……等。

　　◑飲食速度要慢，每餐吃30分鐘，每一口食物都要細嚼慢嚥；到餐桌時，先等5分鐘才開始進食。

　　◑三餐食物分量的分配，早餐要吃多，晚餐吃少，且三餐都要進食。

　　◑不要吃零食、宵夜或是含糖飲料。

■麵包、餅乾等是熱量頗高的食物，家中應少放這些零食，以免引起想吃的欲望。

◗用餐時，碗盤用小一點。

◗吃飽飯再去超市購物。

◗到超市前，事先寫好購物清單，絕不多買不在清單內的食品。

◗家中不要存放太多立即可食之食品。

◗食物放在廚房，且放在眼睛視線看不到的地方。

◗日常生活中找機會多動，能站就不坐，能坐就不躺。

最適當的減重速度

依照世界衛生組織的肥胖防治準則，最適當的減肥速度是每個月2至4公斤。不過當我們減掉1公斤的體脂肪時，通常體內水分也會流失掉0.25至0.33公斤之間，也就是說如果我們能夠減掉4公斤的體脂肪，則體重通常會減輕5公斤以上。此外在減重過程中，體重的變化是呈階梯狀下降，也就是有時候減輕較快，有時較慢，甚至可能體重不變，絕對不可能每週體重下降速度都一樣。

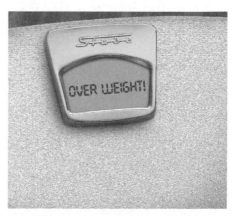

■減重速度以一個月減2～4公斤為宜，最重要是採取正確的減重方法，飲食與運動雙管齊下，持之以恆才能達到減肥的效果。

很多減肥方法或是減肥產品為了要吸引顧客的注意，常誇大其減肥效果，例如一天減1公斤，其實我們只要用算數算一算熱量的原理就可拆穿這些謊言，就如前面舉例說明，以一個80公斤的人，一天平均

攝取熱量是2800仟卡，即使完全不吃不喝（斷食狀態），三天也才能減去1公斤的脂肪（1公斤的脂肪等於7700仟卡），如果再加上水分流失，最少也不過減掉1.5公斤左右體重。

想要減肥成功必須以飲食控制為主，以運動為輔，單獨要靠運動來減肥是很難成功的，因為1公斤的體脂肪如果要用運動來消耗掉，則必需跑100公里左右的馬拉松才能達成，一般人是不容易做到的。

不過減重的速度因人而異，通常飲食控制的愈好，且有做運動的人會減得比較快，我在自己醫院的減重門診治療的個案，有位原來體重99公斤的人，在一個月內就減掉15公斤。另外還有一位原來體重265公斤者，一個月甚至減了28公斤，不過短期減重的速度快慢其實不是最重要的，重要的是減重成功後要能保持成果，不要復胖。

由上面的敘述，先有了對減肥原理的初步認識後，接下來就要正式進入減肥之實戰階段。

減肥實戰階段

在開始減肥前，我們要設定一個合理之減重目標，然後分階段去達成。合理的減重目標是指理想體重加10%，舉例來說，如果某個人他的理想體重是60公斤，則減重目標只要設在66公斤即可，如果他目前體重是90公斤，需要減掉之體重是24公斤，可以分成兩階段達成，第一階段12公斤，預定三個月達成，平均每個月減4公斤，第二階段預定六個月達成，平均一個月減2公斤。

在開始實行減重計畫後，一定要做自我監測，監測的項目有：飲食內容、運動量、體重。

其中飲食及運動記錄要天天記，而體重只要一星期量一至二次即

可。我在自己醫院的減重門診中發現，天天記飲食及運動日記的人，大部分都減得很好，反之沒有記飲食日記的人，通常減得比較不好。

　　每個人的個性及生活習慣都不一樣，體質也不一樣，適合用的減肥方法也不同，本書介紹的減肥方法中，個人可依照自己的習性選擇適用的方法：

不同族群	勤勞者	懶惰者	上班族
減肥法	行為修正法 普立蒂金飲食法 其他所有的方法都適用	極低熱量餐 倒金字塔飲食法 低醣減肥法 牛奶減肥法 代餐減肥法 蒟蒻減肥法 中藥減肥法 西藥減肥法	極低熱量餐 倒金字塔飲食法 低熱量餐減肥法 低醣減肥法 牛奶減肥法 代餐減肥法 中藥減肥法 西藥減肥法

Chapter 3

速效

減肥25招

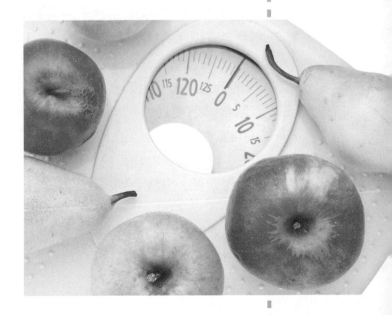

醫學研究發現肥胖者身上都帶有肥胖基因，它會不停的發出訊號使這個人變胖，因此要持之以恆的從飲食及生活上改變才能對抗肥胖，也因此我們所用的減肥方法必須是可長久實行且不會傷害健康，才是正確的減肥法。本章列舉了25種速效減肥法，有些是取自國外行之多年有效的減肥法，有些是我自己設計給減重者使用的減肥法，另外還有坊間流行的減肥法，但我加以修正，使其符合營養及健康上之需求；每一種減肥方法都註明適合者、不適合者、預期減肥效果、副作用、注意事項等，希望讀者能夠選擇最適合自己的減肥法。

極低熱量餐VLCD

極低熱量餐是指一天攝取的熱量在400～800仟卡間之飲食減肥法，它比一般的低熱量餐1200～1600仟卡熱量少很多，它是除了手術減肥法及藥物減肥法外，減肥速度最快的方法。

極低熱量餐減肥法的靈感來自斷食減肥法，在1915年美國就有學者Folin及Dennis發表斷食減肥法，之後沉寂了多年，一直到1959年才有學者Bloom´s等人再度發表斷食減肥法—週瘦8.4公斤，1964年Duncan等人發表斷食二週瘦10公斤，但是到1970年美國食品及藥物管理局（FDA）發現五例因斷食而死亡的病例，這些人死亡原因大部分是因心室纖維顫動（註：心臟收縮很快，但收縮力很小，無法將血液壓縮出來進入血管內循環）導致心臟停止。於是美國政府當局就出面禁止斷食減肥法。

極低熱量餐減肥法在1920年時就有學者Strang及Evans率先提出，當時他們是採用每天300至400仟卡之飲食熱量來減肥，可惜在當時未受重視，一直到1970年後才逐漸流行起來。

極低熱量餐減肥法之配方

①每天總熱量400～800仟卡。

②高品質蛋白質每天60～100公克（即每公斤理想體重每天1～1.5公克）。

③碳水化合物每天30～100公克。

④脂肪每天1～15公克。

⑤加上礦物質及微量元素。

⑥有些配方還加上15～30公克之水溶性纖維。

⑦每天喝水2000cc，極低熱量餐通常是液體食物，固體食物如果配製成熱量如此低時，營養成分很難達到上述要求。

由於極低熱量餐有其使用禁忌，因此在使用前最好由醫師先做身體檢查，包括心電圖及血液檢查，確定身體合適才開始使用，且使用極低熱量餐減肥期間最好每兩週回診檢查一次，目的是要檢查極低熱量餐減肥法是否對個人造成心律不整或者是電解質不平衡等問題。

美國在1970年代曾經流行過一種液體蛋白質餐（liquid protein diet），據估計當時在美國國內約有10萬人以上使用過此一產品，該產品之蛋白質來源為牛皮及動物之結締組織（如筋韌帶等）內所含之膠原蛋白水解後製成，是屬於生物可利用率很低之蛋白質，結果造成60個人以上死亡，這些死亡者連續使用此種液體蛋白質時間都超過2個月（使用時間少於2個月者未有死亡案例），死因大都是因心臟肌纖維斷裂或流失，導致心律不整或心臟衰竭。

國內目前在衛生署有登記「極低熱量」代餐包之特殊營養食品，只有一種就是「優體纖」（optifast），它是由諾華藥品及營養食品公司（Novartis）德國廠製造並進口的，每包含熱量160仟卡，一天使用

5包共800仟卡，每包含蛋白質14公克、碳水化合物18公克、脂肪3公克、膳食纖維2公克，此外，還含有多種礦物質、稀有元素以及維他命等等。

極低熱量餐減肥法

- 適合用的人：年齡18至65歲、身體質量指數（BMI）≧30者、體重超過理想體重40%以上者，或是使用一般飲食控制及運動減肥法失敗者。
- 不適用的人：懷孕或是哺乳之婦女、有心臟病史及膽囊結石者或是曾經膽囊發炎過者。
- 減肥效果：根據國外大規模之臨床實驗證實，極低熱量餐減肥期間平均每個月可減6至10公斤，而且體重愈胖者減得愈多，使用期間愈長者減得愈多。
- 實施期限：一般都以使用3個月為限制，最長不得超過6個月。要採用極低熱量減肥法，前2至4週先將飲食熱量逐步降低，等到3個月極低熱量飲食法結束後，再用4至6週期間逐漸增加食物熱量。
- 副作用：極低熱量餐剛開始使用初期，有人會有疲勞感、低血壓、便秘、掉頭髮及高尿酸血症，但通常繼續使用一段期間，副作用就逐漸減輕或消失。
- 注意事項：一、該產品之蛋白質含量是否足夠（即一公斤理想體重一天需1～1.5公克之蛋白質），且其蛋白質來源是否為生物可利用率高的良質蛋白質，如蛋、牛奶等。二、該產品內含之礦物質（主要是鈉、鉀、磷）及稀有元素是否足夠，如果不是，比較容易造成心律不整。
- 禁忌：心臟病患者及膽囊患者急性發炎者不宜。

倒金字塔飲食減肥法

　　這種飲食法中，各類食物所占分量比率其排列順序與傳統的金字塔飲食法剛好相反，因此我稱之為「倒金字塔飲食法」，這是我獨創的一種飲食減肥法。在倒金字塔飲食法中，蔬菜吃得最多，一天約十至十五份（一份是指一碗生菜或半碗煮熟的菜），其次是水果一天三份（一份是指一個拳頭大小之水果一粒），蛋白質一天三至四份（一份是指魚類或肉類半個手掌大或二兩重，或是蛋一個，或是低脂牛奶250cc，或是豆腐正方形一塊，或是煮熟豆類半碗），不飽和脂肪或含中鏈脂肪酸之油脂二至三份（一份指5公克，茶匙一匙），至於精製過的澱粉如白米飯、白麵包、麵條則只能吃得很少，一天不超過四份（一份指四分之一碗飯）。

　　在倒金字塔飲食法中三大營養素（蛋白質、脂肪及碳水化合物）種類之選擇，要注意以下幾點：

　　◐蛋白質方面要選擇低脂蛋白質且生物可利用率較高者，例如魚肉（但秋刀魚、鱈魚、鮭魚、烏魚除外），或是去皮之雞肉、蛋白、低脂牛奶、最瘦的豬肉（後腿肉、里肌肉）及大豆製成的食品。

■倒金字塔飲食減肥法對蔬菜的攝取量最大，不僅達到減肥的效果，也可補充到多種維生素。

❶脂肪方面選擇富含不飽和脂肪酸的油脂，俗稱好的油脂，例如含單元不飽和脂肪酸的橄欖油、芥花油、花生油、芝麻油，以及堅果類中的火山豆、杏仁、核桃等，以及多元不飽和脂肪酸中的魚油、沙拉油、葵花油等。至於含中鏈脂肪酸的飽和脂肪，例如椰子油，因為不容易囤積在體內，也很適合用在減重上。而壞的油脂，是指飽和脂肪，例如豬油、牛油等動物性油脂，以及含反式脂肪酸的人造油、瑪琪琳、蛋黃等。

❶碳水化合物方面，選擇含醣量低者或是升糖指數低的食物。有人將醣類也比照油脂一樣分為「好醣」及「壞醣」，好醣是指含纖維素多的醣類或是升糖指數低的醣類，例如青菜、糙米、燕麥、大麥，以及番茄、柚子、桃子等；而壞醣是指精製過的澱粉類如白米、白麵粉、蔗糖，以及香蕉、芒果、鳳梨、西瓜等。

除了上述選擇食物種類要注意外，倒金字塔飲食法的飲食順序也和一般傳統飲食法不同。

進食順序

先喝水（或湯），接著吃水果，接著吃蛋白質類，接著吃青菜，澱粉主食留最後。

倒字塔飲食法除了考慮到食物熱量外，還兼顧到食物對人體荷爾蒙的影響以及食物的飽足感。碳水化合物會增加胰島素分泌，而脂肪類食物會抑制瘦身素分泌，至於蛋白質食物會同時增加胰島素及升糖激素分泌（**註：升糖激素是由胰臟分泌，其作用與胰島素相反**）。

上述倒金字塔飲食法可以使人體胰島素分泌減少，使得脂肪分解加速。而進食順序的改變是為了提早產生飽足感，使得進食的熱量減

少。

| 喝水（湯） | → | 水果 | → | 蛋白質類 | → | 青菜 | → | 澱粉類（主食） |

升糖指數或血糖係數

升糖指數的觀念是1981年由加拿大多倫多大學之營養專家堅金斯（Jenkins）所提出。

升糖指數（Glycemic index）也有人稱為血糖系數或「GI值」。血糖係數是指食物能導致血糖升高能力之高低，或是食物能引起血糖升高速度的快慢，目前世界各研究單位大都以白麵包訂為100，作為比較的基準（也有些單位以葡萄糖訂為100作為基準）。

醫學實驗證實，血糖係數高低與胰島素分泌多寡有很密切的關係，也就是說當攝取一種血糖係數高的食物後，血中胰島素分泌量就會增加很多。

血糖係數主要是針對碳水化合物而設，對於脂肪及蛋白質比較不適用，但食物很少由單純脂肪或蛋白質構成，它們或多或少都含有一些碳水化合物或糖分，因此對於其他食物也有一定意義存在。

為什麼各種碳水化合物有其不同的血糖係數呢？原因在於某些碳水化合物被消化分解的速度比較快，因此釋放出葡萄糖被血液吸收之速度也就比較快，這就是血糖係數「高」的食物。

減肥者之飲食除了要選擇低卡路里外，最好能兼顧到食物血糖係數，也就是血糖係數高的食物少吃一些，因為血糖係數高的食物攝取太多時，會導致體內血糖迅速升高，於是體內胰島素荷爾蒙就大量分泌，而胰島素荷爾蒙是增胖的荷爾蒙，會製造脂肪堆積起來，因此這種食物吃愈多，減肥愈不容易成功。

食物特性與GI值高低之關係

含纖維質愈多的食物，通常GI值愈低。	例如糙米就比白米GI值低，燕麥及大麥就比小麥之GI值低。
食物所含糖之種類	果糖比葡萄糖之GI值低。
食物顆粒的大小，顆粒愈小者，GI值愈高；而食物煮成糊狀或液態者，GI值最高。	果汁之GI值通常比整顆水果高；而稀飯或米漿之GI值，通常比乾飯高。因此對減肥者而言，吃整顆水果比果汁好，而乾飯比稀飯好。
食物愈成熟者，GI值愈高。	以水果為例，青的香蕉GI值43，而成熟的黃色香蕉GI值74，芒果也是一樣。
食物中同時含有蛋白質或脂肪者，GI值較低。	因此在用餐時同時攝取適當比率的蛋白質或脂肪，可以降低GI值（例如2公克碳水化合物、1公克蛋白質）。
酸性食物GI值較低	因為酸性食物會減慢胃排空的時間。

　　我在民國83年即率先將血糖系數的觀念引進國內，並且用在減肥病人的食譜調配上，經過這幾年的臨床經驗，證實這種飲食方法確實可以減肥，尤其是在體重維持期作為保持體重之飲食方法更是有用。

升糖指數低的食物對減肥的好處

　　升糖指數低的食物可以減少飢餓感，使得進食量減少，還可以降低體內胰島素分泌量，減少脂肪囤積。以下將幾種常見食物之升糖指數列表如下：

　　由下述圖表可以歸納出幾項重點說明如下，以作為飲食時的參考：

糖類

名稱	係數
果糖	32
乳糖	65
蜂蜜	83
蔗糖	92
葡萄糖	137
葡萄糖錠	146
麥芽糖	150

其他

名稱	係數
優酪乳（低脂）	20
優格（原味、無糖）	21
巧克力牛奶	34
全脂牛奶	39
豆漿	43
脫脂牛奶	46
優酪乳（低脂＋水果味）	47
優格（添加水果）	50
優酪乳（一般）	51
養樂多	64
速體健	97
芬達飲料	97
堅果類	21 ~43
黑豆	43
花生	46
米麩皮	27
香腸	40
冰淇淋（低脂）	71
起司Pizza	86
冰淇淋（一般）	87

蔬菜類

名稱	係數
葉菜類	極低
大豆	25
扁豆（lentil）	36
皇帝豆（綠）	42
花扁豆（菜豆）	43
番茄濃湯	54
四季豆	57
扁豆湯	63
豌豆	67
胡蘿蔔	70
甜菜根	91
甜菜	107
南瓜	107

水果類

名稱	係數
新鮮杏桃	14
番茄	21
櫻桃	32
梅子	34
葡萄柚	36
杏桃乾	43
梨子	53
蘋果	54
李子	55
水蜜桃	57
柳橙	57
蘋果汁	58
桃子	60
橘子	63
芭蕉	64

葡萄	66
鳳梨汁	66
葡萄柚汁	69
橘子汁	74
奇異果	75
香蕉	77
綜合水果丁罐頭	79
芒果	80
杏子	82
葡萄乾	91
鳳梨	94
西瓜	103

澱粉類

名稱	係數
大麥	36
龍口粉絲	37
義大利麵	38
全穀黑麥（rye）	50
米飯	54~132
義大利麵條	57

全穀麥麵類	64
海棉蛋糕	66
速食麵	67
馬鈴薯	67~158
燕麥粥	70
全穀麥麵包	71
高纖全麥麵包	71
燕麥麩皮麵包	71
芋頭	73
地瓜	77
馬鈴薯脆片	77
燕麥麩皮	78
黑麥酵母麵包	78
糙米	78
爆米花	79
米粉	83

白義大利麵條	85
蛋糕麵包	88
全麥餅乾	92
牛角麵包	96
煎餅（crumpet）	98
玉米糊	99
吐司麵包	100
玉米片	105
玉米麩	107
綜合穀片	107
麥糠餅乾	107
一般餅乾	107
甜甜圈	108
鬆餅	109
米果	110
米糕	114
炸薯條	114
細條麵（棕色）	131

※以上血糖係數一覽表是以白麵包為100時之數值
※資料來源：Miller&powell之國際血糖係數一覽表

①精製的碳水化合物，例如飯及麵包，其血糖係數甚至比單純之碳水化合物如砂糖高。

②米飯之血糖係數由54到132不等，是因米的種類不同，係數也不同，例如糙米之係數較低而糯米較高。烹調方式不同，其血糖係數也會有差異，煮得愈熟或成膠糊狀者，其血糖係數愈高，至於馬鈴薯之血糖係數由67到158不等，其原因也跟種類和烹調方式的不同有關。

③大麥及裸麥是五穀類食物中血糖係數最低的，因此最適合減肥者食用。

④水果中之葡萄柚、梨子，比香蕉、西瓜等更適合於減肥者，水果壓榨成果汁後之血糖係數比原來水果高，故減肥者宜吃水果不宜喝果汁。

倒金字塔飲食減肥法

- 適合的人：每個人。
- 減肥效果：一個月2公斤至4公斤。
- 實施期限：可長久使用。
- 副作用：無。
- 注意事項：無。
- 禁忌：無。

低熱量餐減肥法

　　低熱量飲食減肥法是指每天攝取熱量在1200至1800仟卡之間之飲食減肥法，這種減肥法適合減肥者長期使用，不會擔心營養不良或傷害身體，如果能配合運動，一個月可以減重2公斤左右。

　　低熱量飲食減肥法在三大營養素攝取比率的分配上是碳水化合物占總熱量之60%，蛋白質占20%，脂肪占20%。

　　一般而言，男性肥胖者一天攝取的熱量限制在1400仟卡，女性限制在1200仟卡，如果日常工作中活動量較大者，視情況每天再增加200至400仟卡。

　　以下舉例說明1200至1400仟卡之飲食食譜。

　　以下食譜份量中，所謂的一份：

　　①蔬菜：一份是指一碗生菜或半碗煮熟的菜。

　　②水果：一份是指一個拳頭大小之水果一粒。

　　③蛋白質：一份是指魚類或肉類半個手掌大或二兩重，或是蛋一個，或是低脂牛奶250cc，或是豆腐正方形一塊，或是煮熟豆類半碗。

　　④油脂：一份是指5公克，茶匙一匙。

　　⑤澱粉：一份是指四分之一碗飯。

低熱量餐減肥法

- 適合的人：所有人。
- 減肥效果：一個月1至2公斤。
- 實施期限：可長期使用。
- 副作用：無。
- 注意事項：如果長期使用，最好適度的補充維他命及鈣質。
- 禁忌：無

1200仟卡食譜（A～F六種每餐任選一種）

早餐	類別	分量	**A**	**B**
	主食	2	總匯三明治：	稀飯1碗
			全麥吐司一片	素火腿50克
	蛋白質	1	煎蛋一個	涼拌四季豆75克
	蔬菜	2	小黃瓜85克	燙地瓜葉85克
			大番茄50克	棗子2個
	水果	1	洋蔥65克	橄欖油1茶匙
	油脂	1	小蘋果1個	
			沙拉醬2茶匙	
午餐	主食	2	飯1/2碗	水餃：
			滷五香豆乾1大塊	水餃皮8張
	蛋白質	2	青菜肉絲湯：	瘦肉40克
			白菜100克	韭菜50克
	蔬菜	2	肉絲40克	高麗菜115克
			燙花椰菜150克	魚丸湯：
	水果	1	草莓9個	魚丸4個　芹菜100克
	油脂	1	油1茶匙	蓮霧2個
				油1茶匙
晚餐	主食	2	米粉湯：	飯1/2碗
			米粉1碗	烤鮭魚35克
	蛋白質	1	魚餃3個	薑絲冬瓜湯200克
	蔬菜	2	肉絲20克	燙空心菜150克
			韭菜100克	櫻桃9個
	水果	1	炒高麗菜115克	油1茶匙
	油脂	1	小番茄23個	
			油1茶匙	

1200仟卡食譜

類別	分量	C	D
主食	2	小餐包2個 脫脂鮮奶240cc	大饅頭1/2個 肉鬆2湯匙
蛋白質	1	生菜沙拉一盤：	絲瓜湯170克
蔬菜	2	萵苣、黃瓜 　苜蓿、豆苗各50克	炒高麗菜芽75克 青龍蘋果1個
水果	1	橘子1個	油1茶匙
油脂	1	花生醬1茶匙	

午餐

類別	分量	C	D
主食	2	鍋燒麵： 　麵條1碗	義大利麵： 　義大利麵40克
蛋白質	2	肉絲40克 　大蛤仔4個	瘦肉40克（切碎） 　熱狗4/5條（切碎）
蔬菜	2	魚丸2個 　芹菜200克	大番茄100克 　　　　　（切碎）
水果	1	炒空心菜100克	甜椒115克　（切碎）
油脂	1	泰國芭樂1/3個 油1茶匙	紅龍果120克 油1茶匙

晚餐

類別	分量	C	D
主食	2	飯1/2碗 豆腐湯（1/2塊）	糙米飯1/2碗 韭黃炒花枝：
蛋白質	1	韭黃炒大腸：	花枝100克
蔬菜	2	大腸30克 　韭黃150克	韭黃150克 炒青江菜90克
水果	1	燙地瓜葉85克	花椰菜湯50克
油脂	1	加州葡萄10個 油1茶匙	櫻桃9個 油1茶匙

1200仟卡食譜

早餐	類別	分量	E	F
	主食	2	牛奶燕麥： 　燕麥片36克	燒餅2/3個 無糖豆漿240cc
	蛋白質	1	低脂鮮奶300cc	涼拌牛蒡30克
	蔬菜	2	蔬果沙拉一盤： 　苜蓿、玉米筍、	燙青花菜95克 玫瑰桃1個
	水果	1	甜椒、大番茄各	油1茶匙
	油脂	1	50克 香蕉1/2根 沙拉醬2茶匙	

午餐	類別	分量	E	F
	主食	2	白飯1/2碗 蒸鱈魚45克	芋頭糕120克 鹽水雞翅2/3隻
	蛋白質	2	豬血湯： 　豬血290克	芹菜炒干貝： 　干貝5個
	蔬菜	2	韭菜100克 燙油菜180克	芹菜200克 胡瓜湯160克
	水果	1	加州李1個	加州葡萄10個
	油脂	1	油1茶匙	油1茶匙

晚餐	類別	分量	E	F
	主食	2	雞絲湯麵： 　雞絲麵30克	白飯1/2碗 烤虱目魚35克
	蛋白質	1	滷蛋1個	涼拌鵝菜心195克
	蔬菜	2	小白菜195克	金針湯80克
	水果	1	竹筍沙拉115克 枇杷10個	草莓（小）16個 油1茶匙
	油脂	1	沙拉醬2茶匙	

1400仟卡食譜（A～E五種每餐任選一種）

早餐	類別	分量	**A**	**B**
	主食	2	大饅頭1/2個 夾肉鬆2湯匙	全麥吐司1片 夾肉鬆2湯匙
	蛋白質	2	無糖豆漿240cc 涼拌茄子110克	脫脂鮮奶240cc 生菜沙拉一盤：
	蔬菜	2	燙菠菜125克 加州李1個	（萵苣、西洋芹、苜蓿、 黃瓜各100g）
	水果	1	油1茶匙	葡萄柚3/4個
	油脂	1		沙拉醬2茶匙
午餐	主食	2	糙米飯1/2碗 紅燒牛腩35克	雞絲涼麵： 　油麵1/2碗
	蛋白質	2	蒸蛋1個 絲瓜湯 170克	雞肉絲50克 　素火腿50克切絲
	蔬菜	3	炒空心菜100克 燙芥蘭菜100克 小番茄23顆	小黃瓜切絲170克 　紅蘿蔔切絲70克 燙高麗菜115克
	水果	1	油1茶匙	水梨1個
	油脂	1		花生醬1茶匙
晚餐	主食	2	糙米飯1/2碗 清蒸鱈魚45克	糙米飯1/2碗 涼拌豆腐1/2盒
	蛋白質	2	榨菜肉絲湯 （含肉絲40克、 榨菜100克）	梅乾扣肉： 　梅花肉30克、梅乾菜40克 冬瓜文蛤湯：
	蔬菜	2	炒豆芽菜75克	文蛤4個、冬瓜100克 燙地瓜葉85克
	水果	1	小蘋果1個	玫瑰桃1個
	油脂	1	油1茶匙	油1茶匙

1400仟卡食譜

早餐	類別	分量	C	D	E
	主食	2	蘿蔔糕100克 皮蛋豆腐	銀絲捲50克 +魚鬆16克	吻仔魚粥: 稀飯1碗
	蛋白質	2	（含皮蛋1個、 豆腐1/2盒）	低脂鮮奶300cc 涼拌茄子110克	吻仔魚130克 素火腿50克
	蔬菜	2	涼拌四季豆75克 燙地瓜葉85克	蠔油芥蘭100克 水蜜桃1個	炒莧菜170克 涼拌黃瓜170克
	水果	1	玫瑰桃1個	油1茶匙	棗子2個
	油脂	1	油1茶匙		油1茶匙
午餐	主食	2	鵝肉冬粉: 冬粉1碗	排骨拉麵: 拉麵50克	牛肉麵: 麵條50克
	蛋白質	2	鵝肉65克 梅乾菜40克	豬小排50克 豆芽菜75克	牛肉60克 小白菜100克
	蔬菜	3	滷五香豆乾2小塊 燙萵苣220克 紫菜湯10克	韭菜100克 辣味毛豆夾80克 燙油菜180克	滷海帶160克 燙韭菜100克 橘子1個
	水果	1	葡萄柚3/4個	世紀梨1個	油1茶匙
	油脂	1	油1茶匙	油1茶匙	
晚餐	主食	2	白飯1/2碗 清蒸鱈魚45克	白飯1/2碗 烤白帶魚55克	白飯1/2碗 炒花枝100克
	蛋白質	2	榨菜炒肉絲 （含榨菜100克、 大里肌肉40克）	虱目魚丸40克 （煮湯）	苦瓜排骨湯: 排骨50克
	蔬菜	2	燙青花菜95克	紅燒冬瓜200克 炒青江菜180克	苦瓜140克 燙高麗菜115克
	水果	1	香吉士1個	白柚2瓣	五爪蘋果1個
	油脂	1	油1茶匙	油1茶匙	油1茶匙

行為修正減肥法

很多人每天生活的重心離不開吃，心情快樂時會大吃一頓，心情不好時也會用吃來發洩，節日時也用吃來慶祝，例如結婚、訂婚宴、母親節、中秋節、生日宴、滿月酒、慶功宴等等，可以說是生活中無處不與吃有關。從心裡學上來看，人類天生就是屬於享樂主義者，寧可先享受眼前的快樂，而不會考慮其後果，因此常常禁不起美食的誘惑。另外有些人平常就有不正確的飲食及生活習慣，使得她（他）們無形中攝取了過多的熱量卻沒有消耗掉，於是就導致肥胖。

我曾經在自己醫院的減肥門診，做了數千份的飲食及生活習慣調查，結果發現肥胖者大都有一些不良的飲食習慣：

◗用餐速度很快，每餐少於20分鐘。（占69.9%）

◗在任何地點任何場合都可進食（不限於餐廳）。（占64.2%）

◗看到好吃的食物，常會克制不了自己而吃過量。（占61.8%）

◗喜歡吃（或常吃）油炸食物或油脂類食物。（占56.8%）

◗經常在用餐時看電視、看報紙或聊天。（占56%）

◗三餐不定時，有時一天只吃二餐或一餐，或不吃早餐。
（占54.1%）

◗經常在外面進食，很少在家用餐。（占51.6%）

◗一天三餐中，晚餐吃最多，早中餐吃的比較少。（占51.5%）

◗喜歡吃零食，宵夜或點心。（占40.8%）

◗進食前很少去考慮應該吃多少，而總是吃到肚子感覺飽才停止。
（占39.5%）

◗只要看到食物就想吃，即使肚子不餓也是一樣。（占38.6%）

◗吃食物時，很少用心去品嚐食物之味道。（占38.4%）

◑心情不好時或寂寞時，常會吃很多東西。（占28.9%）

◑習慣把餐桌上所有的食物都吃光。（占24.5%）

◑整天都有飢餓感，一直想吃東西。（占17.4%）

至於運動方面，肥胖者只有12%有固定在做運動，而一般國人則有53.1%有固定在做運動。我可以舉一些實例來說明不良的飲食習慣對體重的影響：

◑如果每天多吃一個甜甜圈（約290仟卡），一年就可胖14公斤。

◑如果每天多喝一瓶汽水（約144仟卡），一年就可胖7公斤。

◑如果每天多喝一瓶罐裝台灣啤酒（350西西）約120仟卡，一年會胖6公斤。

◑如果兩天多吃一次冰淇淋約280仟卡，一年會胖7公斤。

◑如果每星期（例如週末）吃一次大餐多吃1000仟卡，一年會胖7公斤。

◑如果每天看電視時吃零食一天吃100仟卡，一年會胖5公斤。

因此即使一天多吃了一點點，一年365天累積下來的熱量就很可觀。

由以上敘述可知許多肥胖者攝取太多的熱量並非生理需要，而是因為環境中的誘因，

行為修正減肥法要點

● 加強減肥者之減肥動機。
● 設定自己的理想體重目標及達成目標之期限。
● 詳細記錄自己每天的生活日記（包括飲食及運動）。
● 分析及檢討自己的生活，找出肥胖原因及導致肥胖的行為。
● 從最原始的源頭切斷引起肥胖的誘因，並矯正錯誤的行為。
● 以最大的恆心及毅力，實踐矯正後的行為，包括飲食及運動。

行為修正法的最終目標，是要減肥者永遠遵行修正後之生活習慣，以達到不復胖的目標。

不良的飲食習慣以及心理因素等造成。因此我們可以利用心理學上條件反射的原理來修正導致肥胖的種種錯誤行為，使修正後的行為生活化、習慣化，這就稱為行為修正減肥法。

最早將行為修正法應用在減肥上是在1960年，由Ferster及Stuart二位學者率先使用，後來經美國賓州大學精神科教授史坦卡得（Stunkard）發揚光大。

增強動機及決心

減肥者在減肥前須評估自己想要減肥的動機有多強，是否了解肥胖症對健康的危害及減肥後會有什麼好處？減肥治療是長期的抗戰，沒有速成班，因此有心要減肥的人必須下定決心不可半途而廢，並且在減肥過程中須排除各種干擾因素，努力不

寫「飲食日記」

飲食日記是有志減肥者，其飲食治療及行為修正法中很重要的一環，很多減肥成功的人其飲食日記都記得很詳實，反之飲食日記不記的人，多半是減肥較不成功的一群人，記飲食日記可以確實留下我們日常飲食生活的記錄，供日後分析及檢討食物的總熱量及有無錯誤的飲食行為，並據此找出減肥成功或失敗的原因，同時利用每天記飲食日記的當中，讓減肥者每天都有機會反省及統計自己當天的飲食情形，如果吃得過量，可以在第二天彌補回來。

飲食日記的內容必須包括當天所吃下的所有食物，包括三餐、點心、零食、飲料、水果，以及喝水在內，同時最好還能記錄用餐場所（自家或餐廳），開始用餐時間及進食所花費的時間，食物的分量及作法（煎、煮、炒、炸），還有用餐前有無飢餓感？以及情緒狀態，如緊張、焦慮、憤怒、悲傷、恐懼等，都要詳細記錄。飲食日記必須在用餐後馬上記錄以免忘記，因此最好隨身帶一本小記事本。

很多人本以為自己三餐吃的不多，當詳閱飲食日記後，才驚覺自己「已經吃了這麼多」，怪不得瘦不下來！

懈才可達成目標。以下是增強減肥動機的之方法：

①為了加強自己減肥的決心，可以找幾個減肥成功的人做自己的榜樣，效法他（她）們，並且鼓勵自己要向那些人看齊。

②找出自己以前瘦的照片，放在顯眼處，以提醒自己不要忘記減肥的計畫。

③找出自己以前瘦時能穿的最漂亮或最貴重的衣服，放在顯眼處，都可以加強自己減肥的動機。

④在減肥計畫期間最好讓家人也知道自己在減肥，讓家人在平常時也可協助、提醒，甚至監督自己。

⑤另外還有一種方法也很有用，就是邀幾個好友一起減肥，然後互相競爭，看誰減的效果最好，這些都可以加強減肥之動機與決心。

實行方法

①吃飽飯後再去購物。

②預先寫好購物清單，再上超市購物，特賣打折物品不要受到誘惑而多買。

③儘量不要外食，外食時儘量不要吃隨意吃到飽之食物，或吃成分不明的食物，或烹調方式太複雜的食物。

④家中不要存放立即可食之食物，儘量放些需要烹調才能吃之食物。廚房及冰箱不要存放太多食物，且熱量較高之食物要放在冰箱或廚房中不易拿到或看到的地方。

⑤廚房以外不要放置食物。

⑥食物之料理多費點心思，儘量用蒸、煮、滷、烤，少用炸、煎方式，同時少放一些熱量高的調味品，如沙拉醬、牛排醬、美乃滋等。

⑦用餐時間每餐達到30分鐘以上，先將食物分成一小塊一小塊地吃，且每口食物咀嚼二十次以上。

⑧不要將餐桌上之所有食物吃光。

⑨進食時要專心，不可邊看電視或看報紙或聊天。

⑩三餐定時吃，三餐外不吃，也不要將三餐減成二餐或一餐。

⑪每天選擇一個固定的時段做運動，運動種類最好選擇沒有場所及器材限制的運動，如慢跑、騎單車等。

⑫平常多走路，少坐車，多爬樓梯少坐電梯，日常生活中能站就不坐，能坐就不躺。

⑬假日多選擇戶外活動，不要在家看電視。

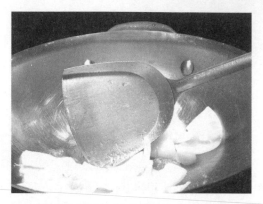

■炒製類的菜含油量也頗高，應儘量避免用這類烹調法。

行為修正減肥法

- 適合的人：每個人。
- 減肥效果：一個月2至4公斤。
- 實施期限：長期使用。
- 副作用：無。
- 注意事項：無。
- 禁忌：無。

理想區域飲食法

理想區域飲食法（Zone diet）是由美國學者，巴利西爾斯（Barry Sears）所提倡的，這種飲食法在美國風靡了多年，最近在日本也開始流行起來，這種飲食法的主要觀念如下：

傳統飲食法只重視食物的熱量及營養成分，而忽略了食物對人體荷爾蒙的影響，因此常導致體內胰導素的分泌量忽高忽低，容易對身體造成傷害，也容易導致肥胖。

理想區域飲食法是要藉著飲食方法，來調節我們體內胰島素（insulin）的分泌量維持在最理想的區域範圍內，不要太高也不要太低，使我們能夠在減肥的同時也促進身體健康。

食物就像藥物一樣，有其攝取之最適當數量及比率，碳水化合物會刺激人體胰島素分泌，而胰島素在人體是屬於囤積熱量的荷爾蒙，它會使得人體多攝取的熱量以肝醣或脂肪形態囤積起來，且會抑制脂肪分解，因此胰島素如果分泌太多就容易導致肥胖，胰島素同時也是導致心血管疾病之危險因子。但是胰島素分泌太少也不行，因為胰島素會使血液中的營養素進入細胞內當做細胞能量及養分的來源，缺乏胰島素會使細胞失去功能甚至死亡。

蛋白質會刺激升糖激素荷爾蒙（glucagon）分泌，升糖激素的作用剛好跟胰島素相反，它會分解體內儲存的熱量，尤其是肝醣來當做能量的來源。它同時可以使血糖保持在高水準狀態避免低血糖發生，因此升糖激素如果分泌不足則人體容易發生低血糖現象，且會有飢餓感及疲勞現象。

胰島素及升糖激素兩種荷爾蒙互相對抗，當二者維持在平衡狀態時人體最健康，這也是為什麼我們每一餐攝取的碳水化合物及蛋白質要

維持在一定比率之原因。

脂肪食物會刺激人體內一種含有20個碳的脂肪酸（eicosanoid）的分泌，而這種脂肪酸會直接及間接調節人體各種荷爾蒙的分泌及作用。

為了使人體各種荷爾蒙的分泌量維持在最佳狀態，因此他建議我們攝取三大營養素占總熱量的比率最好是碳水化合物40%、蛋白質30%、脂肪30%（**作者註：傳統飲食碳水化合物占60%、蛋白質10%、脂肪30%**）。

當我們體內的荷爾蒙維持在此理想區域時，體內一些神奇的變化就會開始發生，包括囤積的體脂肪開始分解來當做一部分的能量來源，同時因為胰島素的濃度穩定，血糖也就維持穩定，因此人們不容易有飢餓感，比較不會多吃。

■橄欖油是非常好的食用油，地中海一帶的飲食都採用它來烹調，該地區的飲食也以健康天然聞名。

實行原則

◗早晨起床後一小時內一定要進食。

◗一天最好吃五餐，三餐正餐，二餐點心。

◗在睡眠以外的時間，空腹時間不要超過5小時。

◗也就是說不管你是否覺得飢餓，5個小時要進食一次，沒有飢餓時進食表示體內血糖不會太低，反而對健康有益。

◗多攝取富含纖維素的碳水化合物，例如蔬菜、水果等，減少攝取精製過的澱粉類食物例如白麵包、麵條及白米飯等。

◗蛋白質方面選擇低脂蛋白質。

◗脂肪方面儘量選用富含單元不飽和脂肪酸的油脂，如橄欖油及含長鏈omega-3脂肪酸之魚油。

理想區域飲食法7天食譜／第一天食譜

早餐　炒蛋吐司

食物內容	蛋白質	4個蛋白或等量之其他蛋白質　低脂乳酪（cheese）28公克，切成碎片
	碳水化合物	1碗葡萄　　　　　半片黑麥（裸麥）吐司
	脂肪	2/3茶匙橄欖油　1/2茶匙花生醬

料理方法：將蛋和乳酪碎片混在一起放在不沾鍋炒，再加一些橄欖油，如果需要還可加少許牛奶。

中餐　海鮮沙拉三明治

食物內容	蛋白質	海鮮126公克（蝦子、蟹肉）
	碳水化合物	1碗生菜沙拉　1個蘋果　半個麵包
	脂肪	一湯匙美乃滋（或1湯匙橄欖油加醋替代）

料理方法：把海鮮煮熟加美乃滋包在麵包中。

下午點心

低脂乳酪28公克
加半個柳丁

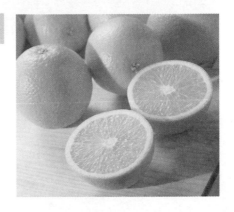

辣味肉丁

食物內容	蛋白質	126公克之瘦肉碎片（牛肉或火雞肉） 低脂乳酪少量
	碳水化合物	洋蔥切碎，菇類切碎片，加胡椒粉、辣椒粉 1/4碗皇帝豆　1碗番茄、剁碎　1個桃子
	脂肪	1茶匙橄欖油

料理方法：1. 將碎肉和橄欖油、洋蔥、菇類、胡椒粉、辣椒粉，攪拌均勻後，再加入皇帝豆、番茄，一起用溫火慢煮，30分鐘後，直到皇帝豆變軟為止。

2. 煮熟後在上面加入乳酪碎片即完成；而桃子當做飯後甜點。

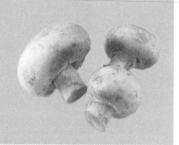

宵夜

28公克之火雞胸肉薄片
1碗草莓　6粒花生

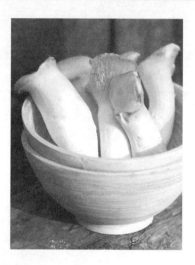

理想區域飲食法**7**天食譜／第二天食譜

早餐　傳統燕麥粥加培根

食物內容	蛋白質	2湯匙蛋白質粉內含14公克之蛋白質
	碳水化合物	28公克之加拿大培根
		1碗燕麥片加2碗水　荳蔻及肉桂當調味料
	脂肪	1湯匙杏仁碎片

料理方法：將燕麥片煮熟，冷卻後加入蛋白質粉攪拌均勻，再加入上述香料，最後在上面加入杏仁碎片，培根另外烤。

中餐　乳酪漢堡

食物內容	蛋白質	126公克之瘦漢堡肉（含脂肪量少於10%）
	碳水化合物	1片低脂乳酪（乾酪cheese）
	脂肪	番茄、萵苣、洋蔥切片　1片黑麥麵包　半個蘋果
		6粒花生

料理方法：1. 將肉每一面各烤5分鐘，直到自己想要的熟度，然後把乾酪放在肉上面再烤一次，直到乾酪溶化為止。
　　　　　2. 將乾酪肉片及番茄、萵苣、洋蔥一起放在麵包內，做成漢堡。蘋果及花生當作飯後甜點。

下 午 點 心
84公克之硬豆腐加1/3茶匙之橄欖油及洋蔥煮湯。
1½碗高麗菜及青椒、生菜沾醋吃。

晚餐　烤雞

食物內容	蛋白質	84公克之去皮雞胸肉
	碳水化合物	檸檬切片　洋蔥切片　1/2茶匙烤肉醬　1份菠菜沙拉及1½碗花椰菜　1碗草莓
	脂肪	1湯匙橄欖油及醋

料理方法：1. 將雞胸肉外面覆蓋上檸檬片及洋蔥，放在烤箱內，加熱到450度，烤15分鐘。

2. 然後取出來塗抹烤肉醬後，將溫度降到350度，再烤10～15分鐘以後，直到熟為止。

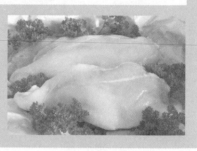

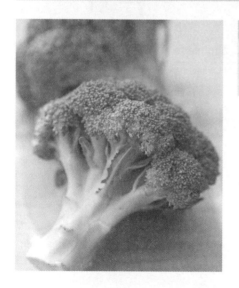

宵夜

28公克低脂酪
1個桃子
3粒橄欖

理想區域飲食法**7**天食譜／第三天食譜

早餐　水果沙拉

食物內容	蛋白質	3/4碗低脂乾酪（cottage cheese）
	碳水化合物	1碗草莓　3/4碗香瓜，切成水果丁　1/2碗葡萄
	脂肪	3粒火山豆

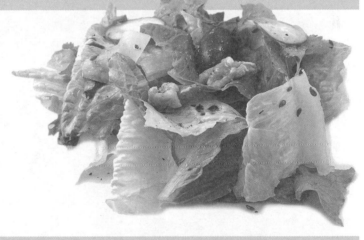

中餐　主廚沙拉

食物內容	蛋白質	42公克煮熟的火腿肉　42公克熟的火雞肉 28公克低脂乾酪
	碳水化合物	1大碗拌有醬料之生菜沙拉　1粒油桃
	脂肪	一湯匙橄欖油加醋

下午點心　　1/4碗低脂乾酪加上1/2碗鳳梨水果丁

晚餐　鋁箔紙烤魚

<table>
<tr><td rowspan="4">食物
內容</td><td>蛋白質</td><td>126公克之魚肉（例如比目魚）</td></tr>
<tr><td rowspan="2">碳水化合物</td><td>洋蔥少量、剁碎　1碗煮熟的蘆筍　胡椒</td></tr>
<tr><td>檸檬汁　1粒李子</td></tr>
<tr><td>脂肪</td><td>1湯匙橄欖油及醋
義大利巴馬乾酪（parmesan cheese）</td></tr>
</table>

料理方法：割一張夠大之鋁箔紙，內面噴上少量蔬菜油，將魚肉加洋蔥、胡椒、檸檬汁及乾酪包在鋁箔內，放在烤箱，溫度調到425度烤18分鐘即可食用。

宵夜

28公克火雞胸肉
1/2碗葡萄
1粒火山豆

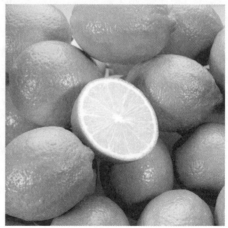

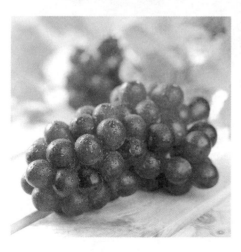

理想區域飲食法**7**天食譜／第四天食譜

早餐　優格加水果

食物內容	蛋白質	1碗低脂優格　28公克瘦的加拿大培根
	碳水化合物	1碗草莓
	脂肪	1湯匙杏仁碎片

料理方法：將水果和優格混在一起，上面在放上杏仁片。培根另外烘烤。

中餐　烤雞沙拉

食物內容	蛋白質	84公克烤雞肉
	碳水化合物	2碗萵苣　1/4碗菇類，切碎　1/4碗番茄，切碎　1/4碗洋蔥，切碎　檸檬、蒜頭粉末、醬油、胡椒　少量義大利parmesan乾酪　一個柳丁
	脂肪	一湯匙橄欖油及醋

料理方法：將生菜切碎，加入檸檬汁，再加上蒜頭粉末、醬油及胡椒，攪拌均勻就完成沙拉。烤雞外面加上乾酪碎片。

下 午 點 心　28公克乾酪（起司）　半個蘋果

豬排、蘋果

食物內容	蛋白質	84公克豬排肉或是豬肉薄片
	碳水化合物	半個蘋果切成薄片　1 ½碗蒸的高麗菜
		1份菠菜沙拉
		調味料：迷迭香、芥末、1湯匙白酒、1/4碗水
	脂肪	1湯匙橄欖油及醋

料理方法：1. 將豬肉放入烤盤內，上面加上蘋果薄片，迷迭香及芥末，再倒入白酒及水，然後放入烤箱內，溫度調到450度烤15分鐘後。

2. 再將豬肉外表塗抹烤肉醬油，然後將烤箱溫度調到350度後，繼續烤10至15分鐘，直到豬肉內部變白（粉紅色表示不熟）為止。

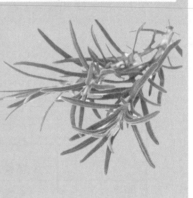

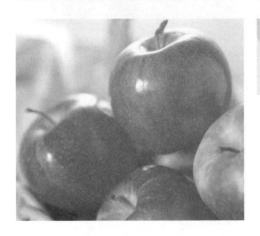

宵夜

28公克軟乾酪
（soft cheese）
120cc紅酒

理想區域飲食法7天食譜／第五天食譜

早餐　法國吐司棒

食物內容	蛋白質	4個蛋白　28公克之最瘦加拿大培根
	碳水化合物	1片全麥麵包　1碗草莓
	脂肪	1湯匙杏仁，切成細碎片。

料理方法：1. 加拿大培根單獨烤。
　　　　　2. 把麵包切成條狀並浸在蛋清後撈起，再放在不沾鍋上煎烤
　　　　　　（鍋內只加薄薄一層蔬菜油，在煎烤中間要將麵包條翻面，
　　　　　　直到煎熟為止）。
　　　　　3. 最後再上覆草莓及杏仁碎片。

中餐　雞肉沙拉三明治

食物內容	蛋白質	84公克雞胸肉切成碎片
	碳水化合物	芹菜剁碎　半碗葡萄　萵苣適量　1片黑麥麵包
	脂肪	1湯匙淡的美乃滋

料理方法：將雞肉碎片及美奶滋、芹菜及葡萄包在麵包中，再加上番茄、萵苣做成三明治。

下午點心

28公克火雞肉　1/2碗葡萄

晚餐　肉排

食物內容	蛋白質	126公克之牛肉一塊或火雞肉　2湯匙蛋粉
	碳水化合物	1/4碗洋蔥切碎
		1湯匙麵包屑
	脂肪	半粒蘋果
		1 ½碗胡瓜
		1湯匙番茄醬、胡椒粉、牛排醬
		1湯匙橄欖油及醋

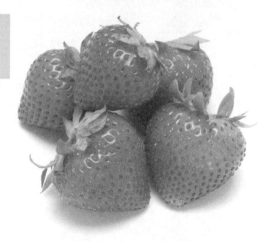

料理方法：1. 將肉塊、蛋粉、番茄醬、洋蔥、麵包屑、胡椒粉及醬油混合裝在一個微波專用盤內，外表覆蓋以蠟紙，在微波爐內加熱10至15分鐘直到熟為止。
　　　　　2. 胡瓜另外裝一盤當一道菜，蘋果當做飯後甜點用。

宵夜

28公克之火雞胸肉
1碗草莓
3粒杏仁

理想區域飲食法**7**天食譜／第六天食譜

早餐 火腿肉炒馬鈴薯泥

食物內容	蛋白質	84公克煮熟的瘦火腿肉（牛肉或雞肉都可）
	碳水化合物	1/3碗煮熟的馬鈴薯，切成正方形小塊　1碗番茄切碎片　洋蔥適量切碎　青椒適量切碎　蘑菇適量切碎　胡椒、鹽巴、醬油適量　1/4粒香瓜
	脂肪	1茶匙橄欖油

料理方法：1. 用不沾鍋將青椒、洋蔥、蘑菇加橄欖油炒到軟為止，然後再加入事先煮熟的肉、蔬菜以及醬油、調味料等。

2. 再邊煮邊攪拌，直到食物完全熟為止。

3. 香瓜另外裝一盤當水果吃。

中餐 培根三明治

食物內容	蛋白質	56公克之煮熟的最瘦加拿大培根
	碳水化合物	28公克無脂乾酪
		1片黑麥麵包　萵苣及番茄切碎　半個柳丁
	脂肪	1茶匙淡美乃滋　6粒橄欖

56公克之低脂白乾酪（cottage cheese）
半碗鳳梨，切成丁狀。
1茶匙杏仁碎片

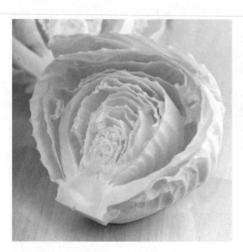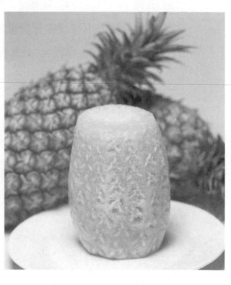

晚餐 **辣味肉丁**

食物內容	蛋白質	126公克已熟可食之火雞胸肉
	碳水化合物	1 ½碗蒸的高麗菜　1/2碗煮熟的洋蔥
	脂肪	1茶匙杏仁碎片（灑在高麗菜上）

宵夜 28公克之火雞胸肉片　1碗草莓　3粒橄欖

理想區域飲食法7天食譜／第七天食譜

早餐　炒蛋加鬆餅

食物內容	蛋白質	28公克瘦的加拿大培根　4粒大的蛋白
	碳水化合物	半個英式鬆餅　半個葡萄柚
	脂肪	1湯匙橄欖油

料理方法：1. 先將蛋白打散加入橄欖油，如果喜歡還可加入少量牛奶。
　　　　　2. 將不沾鍋上噴灑薄薄之一層蔬菜油，然後將蛋白放入鍋內炒，
　　　　　　 接下來烘烤鬆餅，最後再將鬆餅上覆炒蛋。

中餐　火雞肉三明治

食物內容	蛋白質	84公克之煮熟的火雞胸肉
	碳水化合物	一個可以包餡之口袋狀麵包（pita pocket） 半個青椒切碎片　一個李子
	脂肪	1湯匙半guacamole油

下午點心　　2粒煮熟的蛋白　半個蘋果　3粒杏仁

晚餐　烤鮭魚

食物內容	蛋白質	128公克之鮭魚切片
	碳水化合物	1碗胡瓜 2個番茄，切成2 半，加入乾酪再 烤熟。
	脂肪	半個蘋果當飯後甜點 迷迭香、龍蒿菜、蘿 等香料及檸檬（可有 可無）
		1茶匙橄欖油

料理方法：1. 將上述鮭魚肉片塗上香料及橄欖油，然後放入烤箱烘烤
　　　　　　（每一吋厚度之魚肉約烤10分鐘），烘烤中間可加入少許
　　　　　　醬油。
　　　　　2. 烤完後如果需要可加檸檬汁。蘋果當飯後甜點。

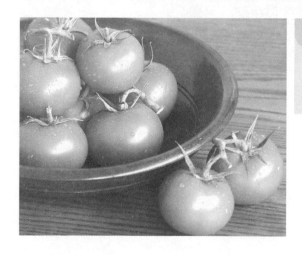

宵夜　28公克火雞胸肉
片，淋上半湯匙
guacamole油。
1碗草莓

實行方法

一天熱量1200仟卡×40％＝480仟卡，這是碳水化合物可攝取的熱量，其中點心一種80仟卡，2種160仟卡，剩320仟卡÷3＝100仟卡，這是一日三餐每餐可攝取的碳水化合物熱量。

醫師看法，由上述七日食譜分析，每天攝取熱量約1200至1400仟卡符合低熱量餐飲食法之標準，不過食譜中許多食物都是以西方人之飲食習慣設計，比較不適合東方人。我們可以稍微做些更改，用東方人常吃的食物來替代，例如黑麥吐司一片（含熱量70仟卡）可用1/4碗糙米飯替代，乾酪（cheese）可以用豆腐或海鮮或魚類替代，而火雞肉，可用雞肉替代，至於水果可以多樣化，例如番茄、楊桃、橘子、芭樂、梨子、櫻桃、奇異果，也都很適合減肥者食用。

理想區域飲食法

- 適合的人：除了腎臟病及痛風患者外都適合。
- 不適合的人：腎臟機能不好者不適合用此種飲食法，因為蛋白質攝取太多，蛋白質代謝之產物「尿素」，會增加腎臟負擔。
- 減肥效果：一個月1至3公斤。
- 實施期限：長期使用。
- 副作用：無。
- 注意事項：無。
- 禁忌：無。

普立蒂金飲食法（Pritikin diet）

　　普立蒂金飲食法是由一位美國人Nathan Pritikin所發明，並由他的兒子Robert Pritikin發揚光大，這種飲食法的設計當初是為了預防心臟病用的，後來發現使用這種飲食法後，體重可以減輕，尤其是剛開始使用此種飲食法的前三週可以減掉12磅體重（約5.4公斤）。

　　普立蒂金飲食法從1970年代起就風靡美國，普立蒂金還在美國佛羅里達州創立了普立蒂金長壽中心（Pritikin longevity center），這是一所提供人們改變生活習慣的健康渡假中心，成立30年來，已經協助過超過75,000人改變不良的生活習慣及改善健康，包括心臟病及高血壓患者，糖尿病患者及肥胖症者，這種飲食方法多年來經過無數的專家學者研究並發表在知名醫學雜誌上超過100篇研究報告證實，普立蒂金飲食法是一種對健康及減肥都有幫助之飲食方法。

　　普立蒂金飲食法是一種低脂肪、高碳水化合物、高纖維、低膽固醇的飲食，它強調多吃低熱量食物（一磅食物含熱量少於405仟卡者），少吃高熱量食物（即能量密度高之食物）。

　　倡導普立蒂金飲食法者認為，食物的飽足感跟所含熱量並無關係，而是和食物之體積及重量有關。在實行普立蒂金飲食法期間，還要配合做運動，每天至少走路45分鐘，同時每天要靜坐冥想30分鐘，因此普立蒂金減肥法等於是一種改變飲食及生活習慣的減肥法。

普立蒂金飲食法的飲食內容

　　①每天最多3至5份未精製過的主食，即全穀類食物，例如全麥、燕麥、黑麥（裸麥）、糙米、栗子或是馬鈴薯、地瓜、南瓜、豆類（紅豆、綠豆及豌豆），而精製過的穀類，例如白麵包、白米飯，一天不

超過2份，一份是指70仟卡熱量，相當於1/4碗乾飯，或半碗稀飯或半碗麵條或一片吐司，或2湯匙麥片，或1/3碗煮熟紅豆或綠豆。

②蔬菜類每天至少吃4份（生的或熟的都可以），蔬菜類最好是含深綠色、黃色及橘黃色各種類的菜都有，飲食如果不飽時，可以多吃蔬菜來填飽肚子。一份是指25仟卡熱量，相當於一碗生菜或半碗熟菜。

③水果一天至少3份，最好是整粒水果吃，不要只喝果汁，一份水果大約是一個拳頭大，含熱量約60仟卡。

④含鈣質豐富的食物1天2份：一份指一杯脫脂牛奶，含熱量約80仟卡。

⑤肉類之蛋白質一天只吃一份，一份量指一個手掌大小（厚度約一副撲克牌厚度），肉類中，魚肉比家禽肉好，而家禽肉又比家畜肉（紅肉）好。吃素者可以用豆製品來取代動物性蛋白質。

⑥其他蛋白質部分，一星期可以吃7個蛋白（不包括蛋黃）。

⑦飲料方面，不含糖、不含鈉之飲料可以多喝，含咖啡因的飲料一天一杯就好，喝茶葉又比咖啡好。

普立蒂金飲食法

- 適合的人：人人適用，尤其是合併有心臟病及糖尿病之肥胖者。
- 減肥效果：一個月2至4公斤。
- 實施期限：不限制。
- 副作用：無。
- 注意事項：有些食物要少吃，包括不飽和脂肪、精製過的糖、甜精、鹽，及高鈉食物如醃漬食品或調味品，在攝取的量上要有所節制；而有些食物是不能吃的，像是動物類油脂、人造油、奶油、椰子油、棕櫚油、雞油、豬油、巧克力、瑪琪琳、動物內臟、熱狗、培根、香腸等。
- 禁忌：無。

⑧堅果類如核桃、亞麻子、杏仁、南瓜子、開心果、葵花子、花生、腰果、火山豆等都可攝取，但一天不要超過50公克（約1/4碗）。

低醣減肥法

　　低醣減肥法最早是由美國學者潘寧頓（pennington）在1953年提出，當時他稱為潘寧頓（pennington）飲食法，它的主要內容是醣類一天攝取量少於60公克，但是肉類及油脂1天可以攝取24盎司（680公克）。

　　後來有許多學者陸續發表低醣減肥法之臨床實驗報告，一直到1972年阿金（Atkins）醫師將它發揚光大，阿金醫師低醣減肥法之要點為：

　　①高密度的澱粉及糖類，尤其是精製過純化的碳水化合物，如麵粉製品、白米製品、馬鈴薯及純糖等對減肥有害，故減肥者必須減少攝取這些產品。

　　②脂肪及蛋白質類食物可以多吃，以彌補因澱粉類少吃造成的熱量不足。

　　③飲食之熱量不太需要限制。阿金飲食法在實行時，前二週稱為「快速減重期」，每天攝取之醣類食物必須少於20公克（註：一碗白米飯含醣量70公克），二週後進入體重維持期時，可以逐漸增加醣類的攝取（每日增加5公克），直到體重不再下降為止。此時所攝取之醣量稱為臨界點，減肥者以後每天所攝取之醣類必須維持在此臨界點。

　　④使用阿金飲食法減肥者，必須要確定體內脂肪是否在分解，故要經常測試尿中有無酮體（Ketone body）產生，有酮體才表示體內脂肪有分解。

阿金減肥法原理

　　當我們醣類的攝取減少時，身體的新陳代謝就會從燃燒醣類改為燃

燒脂肪作為能量來源，這時體內之脂肪就會逐漸分解，以達到減肥之目的。

筆者曾經使用「阿金飲食減肥法」於減肥門診之病人，總共數十例個案，其減輕體重之速度為平均一個月2.2公斤（0.5～4.5公斤），體脂肪率大部分下降，但有少部分人反而上升。

由於阿金減肥法比較符合西洋人之飲食習慣，且又不必限制熱量攝取，尤其是一些美味可口的大魚大肉都不必忌口，因此他的減肥方法極受大家歡迎，從1972年他著作的第一本減肥書《飲食革命》（Diet Revolution）問世後，據說到目前為止全世界已經賣掉二千萬本，可見其受歡迎的程度。

阿金的低醣減肥法在美國醫學界引起很大的爭議，於是從1980到1996年間陸續有許多學者做過阿金減肥法之臨床試驗，結果發現此種低醣減肥法，剛開始時體重減得較快是因為水分流失較多的緣故，而非真正減脂肪，等到後來水分平衡後，減重的速度就跟一般的低熱量飲食控制法差不多。

依照我的看法，如果要實行低醣減肥法的人，最好醣類攝取量一天仍然在100公克左右，如此才能提供腦神經細胞足夠的葡萄糖來源。由於腦細胞之能量來源主要是葡萄糖，因此如果醣類攝取太少時，可能會影響中樞神經之功能。再來就是蛋白質及脂肪的攝取要節制，因為脂肪是高熱量食物，如果肉類及脂肪攝取太多，很容易導致熱量攝取大於消耗。

而醫學實驗證實熱量攝取增加是導致肥胖的最重要因素，還有飽和脂肪吃太多也容易引起動脈硬化及心血管疾病，至於蛋白質攝取太多也會增加肝及腎臟之負擔，因此我認為要實行低醣減肥法的人仍然要限制一天攝取的總熱量，同時油脂類最好是選擇不飽和脂肪酸或是含

中鏈脂肪酸之飽和脂肪，對減肥比較有利。以下列出各種常見食物之含糖量：

肉類及奶製品之熱量及含醣量

品　　　　名	熱　　量		脂　　肪		醣　類		蛋白質	
豬腳一大塊	201	Kcal	12	gm	0	gm	19.5	gm
三層肉（五花肉）50gm	196	Kcal	18.4	gm	0	gm	7.3	gm
炸排骨一片90gm	230	Kcal	12.3	gm	18	gm	12	gm
培根（烤肉）2片50gm	154	Kcal	13.5	gm	1	gm	7.4	gm
熱狗1條50gm	142	Kcal	11.3	gm	3.8	gm	6.7	gm
火腿肉2.5片45gm	61	Kcal	1.5	gm	4.9	gm	7.1	gm
香腸1條40gm	138	Kcal	9.8	gm	5.8	gm	6.8	gm
臘肉1塊40gm	210	Kcal	19.9	gm	0.7	gm	7.4	gm
肉鬆（酥）3匙20gm	109	Kcal	7.1	gm	4.9	gm	6.6	gm
肉脯20gm	88	Kcal	5.0	gm	4.1	gm	6.7	gm
雞翅40gm	90	Kcal	6.4	gm	0	gm	7.4	gm
牛排（腓力）35 gm	85	Kcal	5.3	gm	0	gm	8.1	gm
牛小排（肋骨）60 gm	234	Kcal	22.6	gm	0	gm	7.0	gm
紅燒牛腩45gm	149	Kcal	13.3	gm	0	gm	6.7	gm
Cheese（起司）1片25gm	67	Kcal	9.5	gm	4.0	gm	8.1	gm
全脂奶（鮮乳）240ml	152	Kcal	8.6	gm	11.5	gm	7.4	gm
全脂奶粉30 gm（4匙）	152	Kcal	8.6	gm	10.9	gm	8.0	gm
低脂奶粉25 gm（3匙）	106	Kcal	3.0	gm	11.4	gm	8.2	gm

水果類醣類含量（由少至多） 水果以100公克重量為基準

食物	熱量	醣量	食物	熱量	醣量
西瓜皮	19	2.0	葡萄柚	33	7.8
白文旦	15	2.2	蓮霧	17	8.0
黃西瓜	11	2.3	龍眼	36	8.2
紅西瓜	11	2.4	李子	34	8.3
白柚	18	3.3	水柿	36	9.2
紅文旦	14	3.4	石榴	35	9.2
檸檬	14	3.5	草莓	39	9.2
梨仔瓜	23	3.9	荔枝	44	10.1
紅柚	21	4.3	芒果	40	10.3
香瓜	26	4.8	柳丁	43	10.6
番茄	35	5.4	棗子	46	11.1
鳳梨	22	5.5	葡萄	47	12
哈蜜瓜	33	6.4	蘋果	46	12.1
橄欖	45	6.5	奇異果	53	12.8
椪柑	27	6.6	鹹橄欖	126	13.3
木瓜	27	6.8	龍眼乾	55	13.8
枇杷	33	6.9	福李	74	17.7
芭樂	39	7	香蕉	91	23.7
木瓜醬	38	7.2	話李	104	26
水梨	29	7.4	柿乾	144	35.5
桃子	33	7.7	柚皮糖	218	60.8

青菜類醣類含量（由少至多） 蔬菜以100公克重量為基準

食物	熱量	醣量	食物	熱量	醣量
萵仔菜心	5	0.8	蘑菇	28	3.2
薺菜	13	0.8	榨菜	28	3.2
苜蓿	17	0.8	茴香	28	3.2
芥菜心	5	0.9	山東白菜	10	1.5
雪裡紅	15	0.9	枸杞	17	1.6
冬瓜	5	1.0	油菜	12	1.7
醬醃瓜	8	1.0	黃韭菜	15	1.8
石筍	12	1.3	番薯葉	17	1.9
絲竹筍	11	1.4	紅鳳梨	24	2.0
冬莧菜	15	1.4	青江白菜	13	2.0
桂竹筍	10	1.5	茼蒿菜	12	2.0
醃瓜	8	1.5	綠豆芽	15	2.0
花胡瓜	10	2.0	捲心芥菜	19	3.3
紅高麗菜	19	2.1	茄子	18	3.5
葫蘆匏	9	2.1	角菜	25	3.6
山東白菜	14	2.5	大蔥	18	3.6
高麗菜芽	20	2.6	菜豆	29	3.6
聖女番茄	16	2.7	茭白筍	19	3.7
九層塔	39	2.8	紅蕪菁	18	3.7
破布子	16	2.8	蔭瓜	66	3.9
青辣椒	14	2.8	蒜	21	4.0
松茸	15	2.8	紅菜豆	29	4.7
蘿蔔	14	2.8	洋蔥	25	4.9
高麗菜	17	3	青蘿蔔	22	4.9

食物	熱量	醣量	食物	熱量	醣量
蔥	24	4.9	胡蘿蔔	27	5.8
南瓜	22	5.0	芥蘭菜	31	5.8
紅辣椒	26	5.1	豌豆	30	6.3
苦瓜	12	5.1	毛豆	132	9.8
萵仔菜	12	2.2	筍乾	86	15.1
韭菜	17	2.2	蘿蔔乾	70	15.9
刈菜	15	2.3	卷心萵苣	49	19
絲瓜	12	2.3	玉米	110	22.2
菠菜	16	2.4	皇帝豆	143	25.8
蒲瓜	10	2.4	鹹菜乾	214	36.2
麻竹筍	13	2.4	高麗菜乾	166	36.5
白莧菜	19	2.5	薑	198	49.3
花菜	13	2.5	香菇	129	59.0
韭菜花	37	5.3	金針	254	59.5
莧菜	27	5.6	冬瓜糖	286	78.9

低醣減肥法

- 適合的人：年齡小於40歲、沒有慢性疾病者。
- 不適合的人：高血壓，心臟病、動脈硬化及肝腎疾病的人。
- 減肥效果：一個月0.5至4.5公斤。
- 實施期限：一個月。
- 副作用：脫水（水分流失），長期使用易造成血脂升高、動脈硬化、骨質流失等問題。
- 注意事項：在實行低醣減肥法期間，熱量攝取仍應控制，男性應在1400仟卡，而女性是1200仟卡左右，否則熱量攝取太多減肥不會成功。
- 禁忌：無

蔬菜湯減肥法

本減肥法與國內某明星在電視上推薦的「蔬菜瘦身湯或巫婆瘦身湯」不同，與美國在1996年風靡過之「七日蔬菜瘦身湯」也不同，因為上述這二種蔬菜湯減肥法在實行前幾天只能喝蔬菜湯，不能吃其他食物，這樣子是不符合健康需求的，我這裡所用的蔬菜湯減肥法是除了蔬菜湯外，還可吃其他食物，二者完全不同。

減肥原理

飯前喝湯可以增加飽足感（因為飽足感與食物之重量有關係），湯的體積大而熱量少，因此很適合減肥者使用。

蔬菜湯減肥法

● 適合的人：除了需要限水之疾病患者（如心臟、腎臟病）外，都可使用。

● 減肥效果：在美國有許多醫師利用餐前喝蔬菜湯的方法來幫助病患減肥，效果不錯，有一位醫師發表80位病患使用蔬菜湯減肥的效果在醫學雜誌，他是教病人在中、晚餐前喝蔬菜湯，然後其他類食物比照低熱量飲食法之份量進食，10週下來每個人平均減掉8磅（即3.6公斤），平均一個月減1.6公斤。

● 實施期限：不限制。

● 副作用：無。

● 注意事項：蔬菜湯內不要加油。

● 禁忌：心臟病及腎臟病等凡需要限制水分攝取的患者，不適合使用本減肥法。

以下舉幾種可做為減肥用之蔬菜湯，每餐任選一種，在餐前喝，每次可喝2碗或更多，喝完蔬菜湯後，還可進食其他類食物，包括碳水化合物，蛋白質、其份量比照低熱量餐減肥法。

①冬瓜湯　　　　　　　　⑤黃豆芽+大番茄
②白蘿蔔+香菇湯　　　　　⑥菠菜湯
③紫菜湯　　　　　　　　⑦芹菜湯
④包心菜+大番茄+洋蔥　　⑧青菜豆腐湯（青菜多+少量豆腐）

晚餐節食減肥法

人體的荷爾蒙分泌量及自主神經系統活性在早、晚不相同，晚餐以後胰島素分泌較多，且副交感神經比較活躍，因此在晚餐吃的熱量容易囤積起來變成體脂肪，所以即使三餐的總熱量都相同，但是晚餐熱量吃得少的人減肥速度比較快。

實行方法

早、中餐類似前面的「低熱量餐減肥法」進食，但是晚餐只吃3份燙青菜（或生菜）以及一份低脂蛋白質，而主食及水果及油脂不吃，如此晚餐熱量約攝取150仟卡。

許多減肥者不吃早餐以為有助於減肥，其實適得其反，因為不吃早餐的人代謝率會降低，且中餐的食量會變大，而中餐之熱量通常是比早餐多，至於晚餐節食對減肥就有幫忙了，不過也不要為了減肥而不吃晚餐，因為一餐不吃代謝率會降低，而且從中午吃完要撐到第2天早上才能進食，時間間隔太久，容易造成低血糖。

晚餐節食減肥法

- 不適合的人：糖尿病患者。
- 減肥效果：一個月瘦2至4公斤。
- 實施期限：3個月。
- 副作用：低血糖。
- 注意事項：蛋白質攝取要足夠。
- 禁忌：本減肥法不適合糖尿病患者，因為怕會造成半夜低血糖。

不吃油減肥法

　　這種減肥法很受營養師的推崇，許多商業減肥中心的飲食法很類似此種減肥法，1980年代在日本曾經風靡過，使用的人宣稱一個月可減1至2公斤，這種減肥法強調飲食不吃油，所有菜及副食都是用無油烹調法（蒸、煮、滷烤或生吃），肉類因含有隱藏的脂肪因此不能吃，但是飯卻可以吃很多，甚至一餐可以吃2碗，由於肉類不能吃，因此蛋白質之主要來源靠豆類食品及蛋、牛奶，這種飲食法如果能執行得徹底，對減肥當然有效，因為油脂是三大營養素中熱量最高的，不吃油的飲食法等於是一種低熱量飲食法，對減肥一定有幫助。

　　不過由於現代人工作忙碌，經常在外面進食，要完全做到無油的飲食不容易也不方便，而且從醫學的角度來看，人體需要某些脂肪酸來維持生理機能，尤其是「必需脂肪酸」如亞麻油酸、次亞麻油酸及花生油酸，這些必需脂肪酸人體無法製造，需靠外界補充。

　　人體細胞膜是由脂質構成，許多荷爾蒙的合成需要膽固醇作原料，況且人體某些脂溶性維他命A、D、E、K需在有油的環境

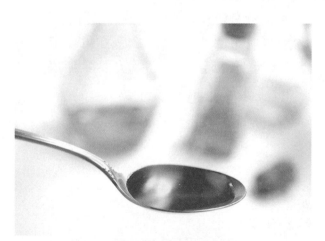

■油脂熱量高，不吃油減肥法很受營養師的推崇，要注意的是人體仍需某些脂肪酸維持生理機能，因此即使在減肥期間，食物中脂肪之攝取量至少每天需要15公克才不會損害健康。

中才能吸收，完全不吃油容易造成脂溶性維他命不足。因此即使在減肥期間，食物中脂肪之攝取量至少每天需要15公克才不會損害健康。

不吃油減肥法

- 適合的人：吃素者、高血脂者。
- 不適合的人：一、痛風患者，因豆類吃太多易引起痛風發作；二、糖尿病患者，因為飯吃太多會導致高血糖；三、未成年人，因發育期間需要足夠的必需脂肪酸、膽固醇及脂溶性維他命。
- 減肥效果：一個月1至2公斤。
- 實施期限：3個月為限。
- 副作用：必需脂肪酸不足，會造成人體許多器官的功能失調及臉部之脂漏性皮膚炎；而維他命A不足，會造成皮膚粗糙及眼角膜混濁夜盲症；維他命D不足，會造成佝僂病及骨質疏鬆症；維他命E不足，會造成免疫力下降；維他命K不足，會造成皮下出血淤斑。
- 注意事項：一天至少仍需攝取15公克之油脂（相當於3茶匙），才不會損害健康。
- 禁忌：未成年者及維他A、D、E、K缺乏者。

蘋果減肥法

首先我們來了解一下蘋果的營養成分，一個中型大小的蘋果，熱量80仟卡，醣類21公克，膳食纖維2.4公克，脂肪0.4公克，維生素A、B、少量維生素C、礦物質鉀、鈣、鎂、磷，蛋白質0.5公克。

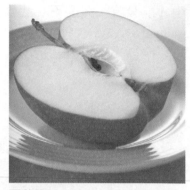

■蘋果減肥法是普遍被運用的減肥方法，但光吃蘋果並不能達到長久減肥的效果，還是需搭配其他進食才能收到成效。

蘋果減肥法在坊間很多減肥者使用過，最有名的是日本原久子之三日蘋果減肥法，這種蘋果減肥法在三日內只能吃蘋果和喝水，其他食物都不可以吃，這種蘋果減肥法在實行三天內是可以減掉很多公斤體重，但是只要恢復正常飲食，就會復胖，不適合減肥用（因減肥不能只靠三天）

我的蘋果減肥法與原久子之蘋果減肥法不同，因為除了蘋果外，我還加上蛋白質及青菜，算是一種均衡的飲食法。

實行方法

早、晚餐以蘋果取代澱粉類主食，加上青菜及一份低脂蛋白質，中餐則比照低熱量餐減肥法之內容進食。

蘋果減肥法

- 適合的人：每個人。
- 減肥效果：一個月1至2公斤。
- 實施期限：可長期使用。
- 副作用：無。
- 注意事項：不飽時，可以多吃蔬菜，或是先吃蛋白質類食物以增加飽足感。
- 禁忌：無。

牛奶減肥法

在使用牛奶減肥法前，首先要了解牛奶所含之營養成分。一般市售之全脂鮮奶，每100cc約含熱量60至65仟卡、含蛋白質3公克、含脂肪3至3.5公克、碳水化合物4至6.3公克；而低脂鮮奶每100cc含熱量45仟卡、含蛋白質3公克、脂肪1至2公克，碳水化合物4至6公克，牛奶在食品中算是營養成分較齊全者，不過某些營養素在牛奶中仍嫌不足，例如維他命C、維他命E，而維他命A在脫脂及低脂牛奶中含量偏低，此外礦物質中的鈉及鐵在牛奶中含量也很低。

使用牛奶減肥法如果只用短期2週，則不補充其他食品及營養劑可能沒關係，但是如果使用牛奶減肥法超過二週，則牛奶中缺乏之營養物質及礦物質就必須補充足夠，否則對健康不利。

使用牛奶減肥法一天可以喝牛奶1500cc（全脂）到2000cc（低脂）之間，分成5次喝，間隔4小時睡覺時除外，除了牛奶外，水分可以喝1000至2000cc，也可以用沒有熱量之飲料代替。

牛奶減肥法

- 適合的人：對牛奶不會過敏、沒有心臟及腎臟疾病者。
- 減肥效果：一個月至5公斤。
- 實施期限：以一個月為限。
- 副作用：維他命C不足會造成牙齦出血，纖維素不足會造成便秘（改善方法可以多吃些高纖蔬菜（用燙的或生吃），如地瓜葉、蘆荀、花菜、芹菜等。
- 注意事項：如果一個月內都只吃牛奶而不吃其他食物，則需補充維他命C、A、E及礦物質鈉、鐵。
- 禁忌：心臟病及腎臟病需限制水分者、對乳糖不耐者或對牛奶過敏者、嚴重便祕者不適合使用。

代餐減肥法

代餐減肥法是指一天之中的二餐或一餐用低熱量之餐包取代，也有人三餐都用代餐取代。一個理想的代餐必需具備以下幾個條件：①營養成分齊全；②簡單易食；③有飽足感；④減肥效果顯著。

市面上以減肥為訴求的代餐有很多種，有顆粒狀的也有粉末狀的，它們的成分大都以麥片為主（尤其是含纖維素多的燕麥），加上一些蔬菜粉以及膳食纖維，與少量蛋白質，這種代餐是屬於碳水化合物代餐；另外，還有些代餐是以大豆粉末製成，這種代餐是屬於蛋白質類代餐。

大部分代餐包每包熱量通常在100至250仟卡之間，其成分除了諾華公司出品之優體纖（optifast）外，大多數營養成分不齊全，因此不能完全取代三餐，否則容易導致營養不良。

實行方法

碳水化合物類的代餐一般是用來取代主食，除了代餐外，每餐還需進食蛋白質及青菜，通常是早餐及晚餐兩餐用代餐而中餐正常進食，在使用代餐期間仍然要注意飲食的總熱量，如果代餐以外其他食物的熱量（尤其是油脂類）不控制的話，減肥還是不會成功，使用代餐法期間，每日攝取之總熱量，女性以1200仟卡，男性以1400仟卡為宜。

代餐特點

代餐減肥法的好處是三餐中之主食熱量固定，使得一天之總熱量比較不會超過限制，因此減肥成功率較高，在德國Ulm大學附設醫院之減

肥中心曾經做了一項臨床試驗，發現使用代餐者，三個月平均可減7.1公斤，而單純用飲食控制者三個月才減1.3公斤，二者差5倍之多。不過代餐因為口味單調，吃久了會膩，因此很少人能夠連續吃3個月而不中斷的。

代餐減肥法

- 適合的人：除了對麥麩過敏者不適合用含燕麥代餐，痛風者不適合用含黃豆粉之代餐外，其餘的人都適用。
- 不適合的人：燕麥做的代餐如果含有麥麩，對於麥麩（gluten）過敏的人就不適合使用，而大豆粉做成的代餐對於痛風的病人不適合使用。
- 減肥效果：筆者曾經使用燕麥做的代餐在1000餘位減肥者，一天之三餐有二餐使用代餐，使用3個月期間，平均一個月可減2至4公斤（效果最好者甚至一個月減8公斤之多）。
- 實施期限：一次以3個月為限，以免吃膩。
- 副作用：燕麥做的代餐因含纖維素較多，剛開始使用時有些人會下痢，而大豆粉做的代餐因纖維素不足，有時會便秘。
- 注意事項：如果代餐剛開始吃時會下痢者，可以一次先吃半包，等到腸道適應了，不會下痢時才加到一包。
- 禁忌：腎功能不好的人或痛風者不要用大豆製成的代餐。

吃白煮蛋減肥法

我以雞蛋做說明，一個雞蛋重量約65公克，含熱量81仟卡，其中蛋白含熱量28仟卡，蛋黃含熱量53仟卡。雞蛋中含蛋白質6.9公克，幾乎全存在蛋白中，脂肪含量5.7公克，醣類含量0.2公克，膽固醇含量248毫克（全部在蛋黃中）以及維他命A、B、E及礦物質等，除了蛋白質外，雞蛋的其他營養成分幾乎全部存在於蛋黃中。

我們的吃蛋減肥法與日本及丹麥流行的吃蛋減肥法有些不同！坊間流行的吃蛋減肥法是一個星期只吃蛋，不吃其他食物，這種吃單項食物減肥方法對健康是有害的！

實行方法

①水煮雞蛋，一天吃9個蛋白，半個蛋黃。

②水果，一天2份（一份指一個土芭樂，或一個水梨，或一個柳丁，或一個水蜜桃，或二個棗子，或一個小蘋果，或1½個奇異果⋯⋯）。

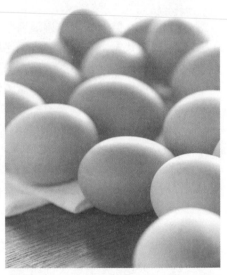

■只吃蛋這種單項食物減肥方法對健康有害，所以白煮蛋減肥法是除了在進食時是蛋白為主外，需再配合水果、蔬菜進行。

③澱粉一天一碗，例如白飯，低油蔬菜（指葉菜類，用燙的）不限量，但油一天總共只加一茶匙（約5公克），每天再補充適量的維他命丸。

謹慎營養均衡問題

上述白煮蛋減肥法是一種高蛋白、低油脂之飲食法，一天總熱量約800仟卡，是一種極低熱量餐，但是此種飲食法營養不均衡，會使維他命A、B、C、E以及礦物質中之鈉、鉀、鈣、磷、鐵攝取不足，故需每天補充維他、礦物質以及青菜、水果。

吃白煮蛋減肥法

- 適合的人：沒有心臟病或肝腎疾病者才可使用。
- 不適合的人：心臟病患者及肝腎疾病者不適合使用。心臟病患者因為極低熱量飲食容易引起心律不整，故不適合使用；而肝腎疾病者因高蛋白質餐會增加肝腎負擔，所以也不適合。
- 減肥效果：一個月4至6公斤。
- 實施期限：2週至1個月。
- 副作用：維生素及礦物質不平衡，且因高蛋白飲食容易產生大量的酸性代謝物，容易造成骨質流失（鈣流失）。
- 注意事項：蛋黃一天只能吃半個，否則會膽固醇太高，我遇過一個少女用吃蛋減肥法，蛋黃一起吃，結果一個月下來血中膽固醇高到380毫克/cc（正常人200毫克/cc以下）。
- 禁忌：對蛋過敏者不能使用此種減肥法。

吃素減肥法

美國在1994至1996年之國民營養調查發現，吃素者所攝取的熱量比較低，一天大約少吃460仟卡，脂肪攝取量也較少，不過素食者要注意的是一般植物類食物，其中含有的胺基酸成分較不齊全。人體重要的胺基酸有22種，其中8種無法在體內自己合成，需要靠體外補充稱為必需胺基酸，必需胺基酸在植物類食品含量不足，因此吃素者需要補充一些動物來源之蛋白質，例如蛋、牛奶。

實施方法

素食者仍然要注意食物之總熱量，熱量如果攝取太多，減肥不會成功，原則上男性一天攝取熱量以1400仟卡為宜，女性一天1200仟卡，如果本來已經在吃素者，則只要每天減少熱量攝取500仟卡，一個月下來就能減輕

1200仟卡素食減肥食譜

早餐

牛奶燕麥（燕麥片2平匙）

低脂鮮奶1杯

蔬果沙拉1盤
（苜蓿芽、玉米筍、甜椒、大番茄各半碗）

香蕉半根

素食沙拉醬2茶匙

中餐

五穀飯半碗

涼拌豆腐1塊

滷海帶（1碗）

炒空心菜1碗（油1茶匙）

小蘋果1個

晚餐

糙米飯半碗

滷素腸1條

燙芥蘭菜1碗（拌蒜頭醬油）

滷蒟蒻半碗

葡萄13個

2公斤體重。

以下舉例說明1天1200仟卡熱量之食物分量：

①主食（澱粉類）1天6份（分成三餐，每餐吃2份）

②蛋白質一天4份（分成早餐1份、中午2份、晚餐1份）

③油脂一天3份，一份是指1茶匙油，重約5公克。

④水果一天3份。

⑤青菜一天6份（每餐2份）

註：各類食物一份代表多少熱量及分量，請參考低熱量飲食法。

吃素減肥法

- 適合的人：痛風者除外，其他人都適合。
- 不適合的人：痛風患者（因素食之食物中，很多是用豆類製成的）。
- 減肥效果：一個月1～2公斤。
- 實施期限：不限制，可長久實行。
- 副作用：如果鈣攝取不足容易造成骨質疏鬆；如果維他命B_{12}不足容易造成貧血；如果鋅攝取不足會造成味覺、嗅覺及視覺異常，性功能減退及食慾不振。
- 注意事項：一、坊間素食餐廳為了改善口感，常加很多油，因此減肥者須注意食物料理方法，油脂不要加太多；二、植物性蛋白質因為必需胺基酸較不齊全，因此攝取蛋白質食物之種類要多樣化，才能完全攝取到8種必需胺基酸，互補其中不足的營養素；三、素食者須特別注意補充鈣質、鐵質、維他命D、維他命B_{12}及鋅，如果能夠吃牛奶或蛋就可以攝取足夠之上述營養物質，否則就需要用維他命丸補充。
- 禁忌：無。

蒟蒻減肥法

蒟蒻，學名amorphaphallus konjac c.koch，英文名稱elephant foot，konjac俗稱雷公槍、魔芋或日本豆腐，塊莖草本植物。原產印度、錫南，在中國大陸西南區域如四川、雲南、貴州一帶大量生產。

蒟蒻的製造過程是以蒟蒻薯製成粉末，再加大量水、混合後製成成品，因此蒟蒻本身的成分主要是水，其次為少量蛋白質、醣類和纖維，所以我們將它歸為低熱量產品。蒟蒻中含有glucomannan（格克曼南），此為一種膳食纖維可幫助胃腸蠕動適度促進腸內廢物及有害菌之排泄，避免有害菌與腸道接觸的機會，具有整腸作用，所以也可以防止便秘。除此之外、亦能使人有飽足感而不想再進食。

蒟蒻，富含膳食纖維（葡甘露聚

1200仟卡蒟蒻減肥食譜

早餐
- 蒟蒻涼麵1盒（不加芝麻醬）
- 脫脂奶1杯（或脫脂奶粉3平匙沖泡）
- 蘿蔔湯
- 百香果1.5個

中餐
- 飯半碗
- 涼拌豆腐1塊
- 青菜沙拉
  （菜豆、玉米筍、苦瓜、大番茄共1碗、沙拉醬2茶匙）
- 紅燒蒟蒻半碗
- 牛蒡炒肉絲
  （牛蒡3/4碗、肉絲2湯匙、油1茶匙）
- 水梨半個

晚餐
- 糙米飯半碗
- 滷雞腿1隻
- 燙芥蘭菜1碗（拌蒜頭醬油）
- 涼拌蒟蒻
- 葡萄13個

糖）及鈣、鐵等成分。蒟蒻熱量極低，每100公克只有20仟卡的熱量，因此很適合當減肥的食品。

蒟蒻可代替部分主食，例如蒟蒻麵條，可與蔬菜炒煮，或做成冷盤，也可以將蒟蒻切成小塊，與毛豆，根莖類食物一起煮，或跟肉片、小黃瓜片、竹筍片、木耳等一起炒。另外可切成細條，跟切絲的海蜇皮、海帶芽、西洋芹、小黃瓜絲及紅蘿蔔絲涼拌，撒一點白芝麻，滴上芝麻油、醬油及醋等調味。蒟蒻也可以跟豬肉塊一起紅燒或滷，火鍋內加蒟蒻可防止脂防的吸收。蒟蒻也可和味噌一起煮湯，或和紫菜、番茄、豆芽煮湯食用。

除了蒟蒻外，其餘食物可以比照低熱量餐飲食法之分量來攝取，不論是用蒟蒻當做主食或是當作菜，其減肥的主要原理是利用它來增加飽足感，因此只要能持之以恒，飲食攝取的熱量一定會減少，但是由於蒟蒻本身平淡無味，吃久了會膩，因此如何改變烹調方法，使蒟蒻改善口感是蒟蒻減肥法能否成功的關鍵。

蒟蒻減肥法

- 適合的人：每一個人。
- 減肥效果：一個月1至2公斤。
- 實施期限：不限制。
- 副作用：無。
- 注意事項：蒟蒻不能完全取代主食，否則會造成酮血症與低血糖。
- 禁忌：無。

糙米飯減肥法

糙米飯減肥法在80年代至90年代間在日本曾經流行過，很多影歌星頻頻上婦女雜誌現身說法（講述自己用糙米減肥經驗），當時提倡的糙米飯減肥法是吃一口糙米飯要咀嚼一百下，這種減肥方法很符合營養及健康的需求，許多演藝人員都趨之若鶩，曾有某歌星宣稱自己用此種減肥法在一個月內就瘦了7公斤之多。

糙米的熱量與白米差不多，但是纖維素含量是白米的9倍，且含豐富的B群維他命及礦物質鉀、鈣、鎂、磷、鐵等。糙米飯因為比較硬及粗糙，不容易下嚥，因此必須多咀幾下才能吞下去，藉由慢咀細嚥延長進食時間，可以降低食慾，增加飽足感，自然熱量不會吃太多。

利用糙米飯減肥法，每餐只要吃半碗糙米主食，其餘蛋白質類及青菜水果類食物，比照低熱量餐飲食法。就會感覺很飽，是一種兼顧減肥及營養之飲食法。

糙米飯因為比較硬及粗糙，不容易下嚥，藉由細嚼慢嚥延長進食時間，可降低食慾，以半碗糙米主食，其餘食物比照低熱量餐飲食法。

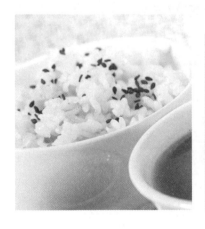

糙米飯減肥法

- 適合的人：每一個人。
- 減肥效果：一個月1至2公斤。
- 實施期限：不限制。
- 副作用：無。
- 注意事項：無。
- 禁忌：無。

1200仟卡糙米減肥食譜

早餐

小餐包2個（或2片吐司，或半個饅頭，或4片蘇打餅乾）

低脂優酪乳1杯（或低脂鮮奶1杯）

生菜沙拉1盤

（萵苣、小黃瓜、苜蓿芽適量，或可用其他蔬菜代替）

橘子1個

（或1個奇異果，或1個小的水蜜桃，或1個小楊桃）

花生醬1茶匙

中餐

糙米炒飯

（糙米飯半碗、蛋1個、高麗菜及紅蘿蔔少許、油1茶匙）

燙地瓜葉1碗（拌蒜頭醬油）

滷五香豆乾1大塊（或滷素雞1條）

香蕉半根（或橘子1個，或小蘋果1個）

晚餐

糙米飯半碗

韭黃炒花枝（花枝半碗或肉絲2匙）

炒青江菜（1碗）（或其他蔬菜）

花椰菜湯（半碗）

櫻桃9個（或1個奇異果，或1個小的水蜜桃，或1個小楊桃）

橄欖油1茶匙

喝茶減肥法

這裡所用的茶是指綠茶及烏龍茶，至於紅茶比較沒有減肥效果。

在歐美有許多學者做綠茶之減肥實驗，其中最有名的是瑞士日內瓦大學之Dulloo教授在2000年發表綠茶對人體之減肥效果，結果發現每天喝三杯之綠茶會提高熱量消耗4%，以一個中等體重的人，相當於一天會增加熱量消耗80仟卡。2002年法國有兩位醫師Chantre及Lairon發表用綠茶減肥3個月，結果減掉4.6%體重。日本學者最近用烏龍茶做實驗，結果跟綠茶類似，綠茶的減肥效果主要是因綠茶中含有兒茶酚（Catechin polyphenol）或稱綠茶多酚。兒茶酚會提高人體之代謝率，增加熱量消耗。此外綠茶中還含有單寧酸（Tannins）可以抑制消化道中脂肪酶的作用，可以減少脂肪食物之吸收，此外綠茶中還含有某些成分能有效抑制食慾。

減肥方法

在三餐進食時，喝一大杯綠茶（約500cc），在二餐之間也可以用綠茶當飲料喝，而三餐所攝取的食物種類以及分量，比照低熱量餐飲食法之內容即可。

喝茶減肥法

- 適合的人：除了對綠茶敏感者外，其他人都適合。
- 不適合的人：胃部敏感者，或有胃炎或胃十二指腸潰瘍者。
- 減肥效果：一個月1至3公斤。
- 實施期限：不限制。
- 副作用：對胃部較刺激，且晚餐時喝茶易失眠。
- 注意事項：胃部對茶敏感者，不要在二餐中間或是餐前喝茶，至於易失眠者，則晚餐不要喝茶。
- 禁忌：無。

豆腐減肥法

實行豆腐減肥法，可以就市售嫩豆腐為例來了解豆腐的營養成分。每半盒的嫩豆腐（重量140公克），含熱量72仟卡、蛋白質6.9公克、脂肪3.7公克、醣2.7公克、鈉45毫克、鉀165毫克、鈣13毫克、磷73毫克等。

食用方法

三餐蛋白質以豆腐為主（嫩豆腐或冷凍豆腐皆可），一天2盒，共含熱量288仟卡，其他食物除了蛋白質類食物少些外（再17公克即可），其餘碳水化合物類攝取量與低熱量餐者相似。

①早餐：豆腐半盒+其他蛋白質1份（肉魚蛋類即可）+主食2份+水果1份+青菜2份。

②中餐：豆腐半盒+其他蛋白質1份+主食1份+水果1份+青菜3份。

③晚餐：豆腐一盒+主食1份+水果1份+青菜3份。

為了改善口感也可以將豆腐加以變化，可以把豆腐變化成各種不用菜譜，例如什錦豆腐，或是豆腐加紅蘿蔔、竹筍，香菇、南瓜及大蒜，或豆腐加青椒、玉米、洋蔥、蘑菇，或豆腐涼拌皮蛋都可以。

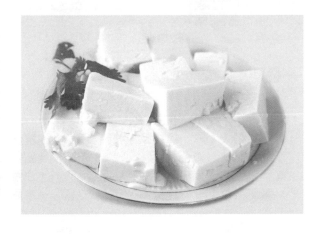

■蛋白質攝取以豆腐為主，其他食物的攝取方式則參考低熱量餐減肥法即可。

1200仟卡豆腐減肥食譜

早餐

白粥1碗

涼拌皮蛋豆腐半盒（拌蒜頭醬油）（皮蛋半個）

燙青菜1碗

韭黃炒大腸（韭黃1碗、大腸1.5匙或肉絲1.5匙）

西瓜半碗

中餐

飯半碗

豉汁豆腐（豆腐1塊、豆鼓少許）

芹菜炒牛肉絲

（芹菜1/3碗、牛肉絲2平匙或紅蘿蔔1湯匙、油1茶匙）

燙空心菜1碗

綠豆芽湯1碗

泰國芭樂1/2個

晚餐

白飯半碗

海帶燉豆腐（豆腐1塊、海帶半碗）

燙青菜1碗

蒸蝦4隻

蓮霧2個

豆腐減肥法

- 適合的人：除了痛風及尿路結石者外，其他都適合。
- 不適合的人：痛風及尿路結石者。
- 減肥效果：一個月1至2公斤。
- 實施期限：三個月。
- 副作用：便祕。
- 注意事項：無。
- 禁忌：痛風急性期不宜。

吃竹筍減肥法

竹筍營養成分每100公克，含熱量才22仟卡、蛋白質2.1公克、碳水化合物3.8公克、纖維素3公克，以及維他命B、C及礦物質鉀、鎂、磷、鋅、鐵等，其所含之纖維素在蔬菜中算是很高的，因此容易產生飽足感。

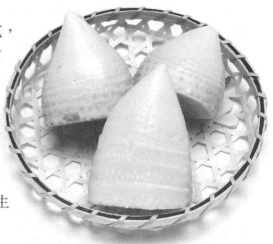

■竹筍的纖維素很高，容易產生飽足感。

實行方法

每餐進食前先吃一大碗（或更多一些也可以）水煮的或蒸的竹筍，最好是湯放少一些，多吃竹筍，以增加飽足感，然後再進食其他食物，其他食物之分量可以比照前面之低熱量餐減肥法。但是蔬菜之分量可以適度減少，以免吃不下其他食物。

吃竹筍減肥法

- 適合的人：人人適合。
- 不適合的人：無。
- 減肥效果：一個月1至2公斤。
- 實施期限：一個月。
- 副作用： 無。
- 注意事項：其他蔬菜要多變化，營養才會均衡。
- 禁忌：無。

1200仟卡竹筍減肥食譜

早餐	總匯三明治
	全麥吐司1片
	（或1/4個饅頭或1個小餐包或2片蘇打餅乾）
	煎蛋1個（或滷蛋1個）
	小黃瓜、大番茄、洋蔥少許（或任何蔬菜）
	小蘋果1個（或芭樂1/2個，或柳丁1個，或蓮霧2個）
	沙拉醬2茶匙

中餐	
	涼拌竹筍1碗（拌蒜頭醬油）
	飯半碗（或1碗稀飯，或1碗麵條，或1碗米粉）
	滷雞腿1隻
	（或2匙肉鬆，或半個手掌雞胸肉，或3塊中排骨）
	燙青菜（1碗）
	蘋果小的1個（或半根香蕉，或草莓9個）

晚餐	
	燙竹筍1碗
	水煮麵1碗
	（或1碗稀飯，或1碗熟米粉，或2個小餐包，或2片吐司）
	燙空心菜1碗
	文蛤15個（或蒸蝦4隻，或半個手掌大的魚）
	葡萄13個（或荔枝5個，或桃子1個）

洋菜減肥法

　　洋菜(agar)又名瓊脂，日本人稱為寒天，洋菜或寒天是由紅藻中的植物膠質製成，洋菜最主要的營養價值在於富含水溶性纖維，每100公克的洋菜含70～80公克之膳食纖維，而含熱量極少。

　　這些水溶性纖維遇水會膨脹，因此可以增加飽足感，還可改善便秘。洋菜之水溶性纖維在腸道中會吸收膽固醇及膽汁酸，並隨糞便排泄掉，因此還可以降低膽固醇。日本橫濱大學醫學部曾利用寒天做人體實驗，500名高血壓患者使用後，平均體重減輕了，血中膽固醇、血壓及血糖也下降了。

　　洋菜在40度以下會凝固，加熱到80度會溶解，和奶類混合易凝固，和酸性食物(如果汁、醋…)混合不易凝固，利用以上特性就可以調製各種洋菜食物，只要每天食用180公克之洋菜就有減肥效果。洋菜可以做為餐前菜，又可加入平常吃的食物一起料理。最簡單的方法就是將主食之一半用洋菜替代，直接把洋菜加在米裏一起煮，其餘食物比照低熱量飲食法的份量攝取，也可將洋菜做成果凍、喜歡甜味的人可以加上代糖，喜歡鹹味的人可以加醬油等調味品，洋菜也可做成麵條涼拌，適合夏天時食用。

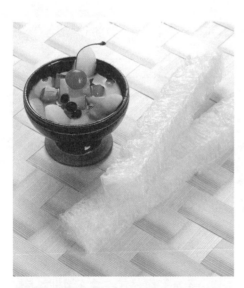

■洋菜富含纖維質又幾乎沒有熱量，吃多也不怕吃進太多的熱量，還有改善便秘的效果。

1200仟洋菜減肥食譜

早餐

小餐包2個（或2片吐司，或半個饅頭，或4片蘇打餅乾）

低脂鮮奶1杯（或低脂優酪乳1杯）

生菜沙拉1盤（萵苣、小黃瓜、苜蓿芽、洋菜適量，或可用其他蔬菜代替）

橘子1個（或1個奇異果，或1個小的水蜜桃，或1個小楊桃）

花生醬1茶匙

中餐

涼拌洋菜麵（洋菜絲10克燙熟之後，置入碗中約7至8分滿，加肉絲1匙，以及豆芽菜、韭菜少許）

燙竹筍（1碗）

西瓜（半碗）

晚餐

洋菜什錦（洋菜半碗、豆芽菜1/3碗、芹菜2支、竹筍1/4個、木耳2片、紅蘿蔔2片、金針菇1把、香油1匙）

滷雞腿（1隻）

奇異果1.5個

吃洋菜減肥法

- 適合的人：除了經常下痢者外，其他都適合。
- 不適合的人：腸道急躁症患者或常解稀便者。
- 減肥效果：一個月1至2公斤。
- 實施期限：不限制。
- 注意事項：洋菜不能完全替代主食，否則熱量攝取太少，容易造成酮血症及低血糖。
- 禁忌：無。

穴位按摩減肥法

利用中醫經絡之原理在穴位上強力按摩刺激，具有類似針灸的效果。其減肥的原理如下：

◗可以使味覺產生變化，導致降低食慾，進而使進食量減少。

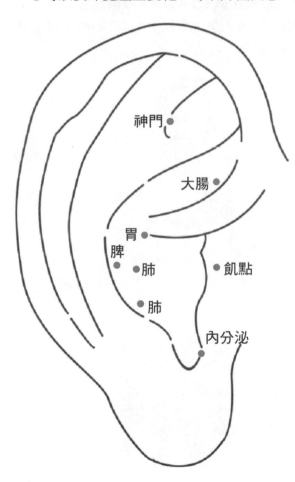

◗能透過神經傳導及荷爾蒙分泌來抑制下視丘之饑餓中樞，以減低我們的食慾。

◗可以使經絡路徑中阻滯的能量疏通，幫助我們能量的代謝（此項論點尚未證實）。

耳穴壓丸

可用「王不留子」，或磁珠，或米粒貼壓耳穴。

①取穴位置：日本向野義人建議饑點、肺穴、賁門穴等。中國大陸之學者建議主穴選擇饑點、口、內分泌、胃點。配穴取肺、脾、神門、大腸。主穴每次選擇3至4穴，配穴

每次取1至2穴。

②操作法：將王不留子或磁珠黏在膠布上，在上述之耳穴位置點用膠布將王不留子固定在耳朵之穴位上，再用手指壓迫王不留子，並要患者每日自行按壓3次以上，最好是在飯前壓，原則上每次只貼一耳，兩耳交替，每次約貼3至7天，以10次為一療程。

中國大陸之呂明庄發表耳穴按壓法減肥1000例，段榮亮發表耳穴貼壓治療肥胖症200例，以及楊金榮發表之耳穴貼丸減肥540例，以上耳穴減肥總共1740例個案，平均有效率達84.4%（**有效是指體重減輕1公斤以上**）。

體穴按摩

每天早晚二次用力按摩以下穴位（用手指指腹垂直按壓）每個穴位至少按摩1分鐘。

取穴位置：天樞、上巨虛、豐隆、足三里、三陰交、陰陵泉、曲池、陽陵泉、中

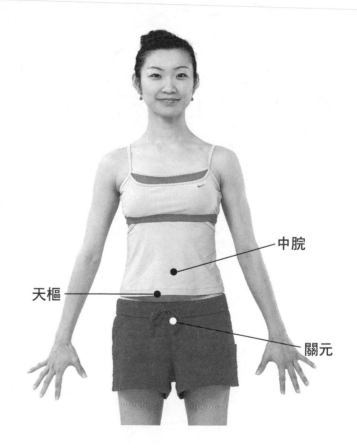

中脘

天樞

關元

脘、關元、腎俞、胃俞。上述穴位
之正確位置：

天樞：仰臥，在肚臍之正中旁開
　　　2寸處取之。

中脘：仰臥，在臍上4寸取之。

關元：仰臥，於臍下3寸處取
　　　之。

足三里：正坐垂足，距離膝關節
　　　　下約3寸，距脛骨前緣
　　　　約5分，當筋骨（**脛骨
　　　　前肌與脛骨前緣**）之間
　　　　取之。

上巨虛：正坐垂足，在足三里穴
　　　　下三寸，當足三里穴與
　　　　下巨虛穴連線的中點。

豐隆：正坐垂足，在小腿之外
　　　側中點，距離脛骨外緣一
　　　寸。

三陰交：正坐垂足，在內踝中
　　　　點上三寸脛骨後陷中取
　　　　之。

陰陵泉：正坐伸腿，在小腿內側
　　　　上部，脛骨上端突起部
　　　　位下緣凹陷部取之。

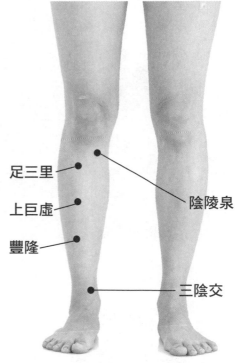

足三里
上巨虛
豐隆
陰陵泉
三陰交

陽陵泉：正坐，屈膝垂足，在腓骨頭前下
　　　　方陷中取之。
曲池：屈肘拱手，在肘窩橫紋端盡處取
　　　之。

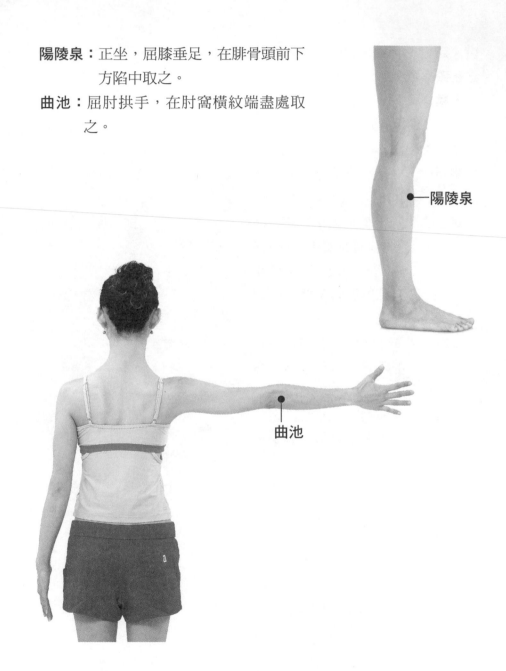

陽陵泉

曲池

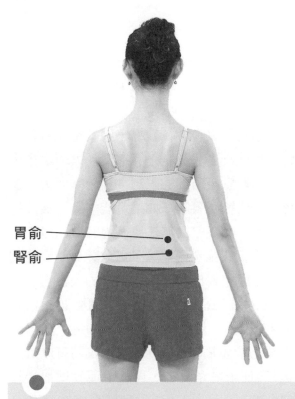

胃俞
腎俞

胃俞：正坐曲背或俯臥，在第十二胸椎棘突下旁開1.5寸處取之。

腎俞：正坐伏案或俯臥，在第二腰椎棘突下旁開1.5寸處取之。

（註：針灸學上一寸是指大姆指之寬度）

穴位按摩減肥法

- 適合的人：人人適合。
- 不適合的人：常游泳者、易流汗者、耳朵容易出油者（貼不住），耳朵或身體穴位有傷口或皮膚病者，皮膚過敏者會癢。
- 減肥效果：一個月1至3公斤。
- 實施期限：一次3個月為一個週期，之後休息一個月。
- 副作用：耳穴貼丸如遇皮膚過敏者或貼丸太久忘記拿下來者，會造成破皮或潰爛。
- 注意事項：無。
- 禁忌：無。

跑步機減肥法

　　用運動來減肥是很辛苦也是不容易持久的減肥方法，許多肥胖者剛開始減肥時，花了錢到運動健身中心報名，但是報了名後，能持續不間斷做運動的人很少。

　　雖然健身中心有很齊全的運動器材又有教練教導，應該是最適合用來做運動減肥的場所，但是運動健身中心通常是設在交通方便之市中心，很少在自家旁邊，由於運動地點及時間的限制，對於需要天天運動才能看到效果的減肥者而言，比較不實際，如果可能的話，最好是在自己家裡放跑步機，有空就跑，即使一次無法連續跑30分鐘以上，一天分2次、3次也可以，現代的新式跑步機，除了可以計算跑步時間外，還可計算熱量消耗多少卡路里，對於實行減重計劃的人很方便。比方說我們如果計劃在一個月內減3公斤體重，3公斤體脂肪相當於

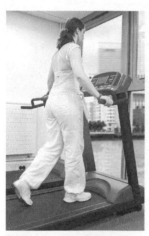

23000仟卡。如果要達成目標，則每天熱量消耗必須比熱量攝取多770仟卡，我們可以每天少吃500仟卡熱量食物，再加上運動增加消耗270仟卡之熱量。270仟卡到底是多少運動量呢？如果以一個80公斤的人，用一般慢跑的速度只要20分鐘就可消耗270仟卡。

■持之以恆的運動，配合飲食控制，是公認有效減肥的鐵律。

　　運動減肥最難的地方在於持之以恆，因此可以在跑步時，邊跑邊聽音樂，或是在跑步機前方放一台電視邊看電視邊跑步以增加樂趣，才能持久。不過用運動方法來減肥時，一定要配合飲食控制才會成功，如果只靠運動減肥而不同時做飲食控制的話，是不容易成功的。

12週慢跑瘦身法-入門慢跑者的瘦身課表

第一週	步行30分鐘
第二週	快走30分鐘
第三週	步行或快走4分鐘+慢跑2分鐘，重複5次
第四週	步行或快走3分鐘+慢跑3分鐘，重複5次
第五週	步行或快走3分鐘+慢跑5分鐘，重複4次
第六週	步行或快走3分鐘+慢跑7分鐘，重複3次
第七週	步行或快走2分鐘+慢跑8分鐘，重複3次
第八週	步行或快走2分鐘+慢跑9分鐘，重複2次後，再慢跑8分鐘
第九週	步行或快走1分鐘+慢跑9分鐘，重複3次
第十週	步行或快走2分鐘+慢跑13分鐘，重複2次
第十一週	步行或快走1分鐘+慢跑14分鐘，重複2次
第十二週	慢跑30分鐘

（參考自《慢跑怎麼跑》117頁，晨星出版）

跑步機減肥法

- 適合的人：除了心臟病及關節炎患者外，其他人都適合。
- 不適合的人：心臟病及關節炎者不適合。
- 減肥效果：一個月1.5至1公斤，如果能配合飲食控制則效果更好。
- 實施期限：不限制。
- 副作用：運動傷害。
- 注意事項：從來不運動的肥胖者，剛開始用跑步機運動時，要量力而為，不可勉強以免心臟及關節負荷不了，剛開始時跑步機速度調慢一點，且持續跑步時間不要太長，一天可以分數次跑步累計起來，等到實行一段時間後，再逐漸增加運動量，且每次運動前最好先有暖身動作。
- 禁忌：狹心症患者。

中藥減肥法

在中醫的辯證法中，人的體質分為陰陽二種類型，而疾病分為「實症」及「虛症」二種。肥胖者的體質也分為陰性及陽性，陰性肥胖者是一種虛胖或稱水胖型，這種人膚色較白，怕冷，容易浮腫，多汗少尿，體力較差，容易疲勞，這種人血壓通常是低血壓、食慾不強，大便較軟；而陽性肥胖者，肌肉較結實，臉色紅潤，怕熱，體力強不易疲勞，這種人食慾強，且常便秘，其血壓通常較高。陽性體質者其肥胖症通常是屬於實症，而陰性體質者其肥胖大都屬於虛症。

最常用來治療肥胖的中藥是大柴胡湯、防風通聖散、防己黃耆湯。在中醫辯證法中，認為體力充實的人為實證，虛弱的人為虛證。實證者以服用大柴胡湯及防風通聖散，虛證者以服用防己黃耆湯為原則。

大柴胡湯以實症苦滿時使用為要領。胸脇苦滿是指肋骨與腹部交界處的下排肋部下方有充滿感，而感到痛苦，按壓時會產生抵抗感，疼痛感與不適感，此為其獨特症候。胸脇苦滿可能出現在左右二側或其中一側。此種人常有便秘，舌乾且出現白苔或黃苔，有時也會有耳鳴、失眠或高血壓情形。

防風通聖散也是用於實證之肥胖者，但是沒有明顯屬於大柴胡湯適應型胸脇苦滿特徵的人，這種人通常呈現以肚臍為中心的腹部型肥胖現象，這種人常有便秘、臉紅、脈博穩定偶爾有頭重、肩緊、口渴、手腳麻木現象。

防己黃耆湯是適用於肌肉鬆飲、皮膚白晰肥胖體型的人適用的藥物。尿量較少，但是卻有多汗、低血壓傾向，此種人常感覺虛弱痛苦，有時也會出現下肢浮腫及關節痛。

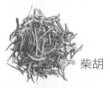 柴胡

 半夏

大柴胡湯之方劑

成分　柴胡6公克，黃芩、半夏、芍藥、大棗各3公克，生薑4公克、枳實2公克、大黃1公克

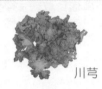 川芎

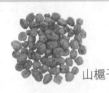 山梔子

防風通聖散之方劑

成分　當歸、川芎、防風、芍藥、連硝、山梔子、荊芥、麻黃、生薑、薄荷各1.2公克，大黃1.5公克，桔梗、白朮、黃芩、石膏、甘草各2.0公克，滑石3.0公克

說明：日本之東洋醫學會雜誌有平井隆醫師發表使用防風通聖散治療肥胖症之病例報告，在使用防風通聖散五至六個月後，平均一個月減掉體重1.8至3.1公斤。另外，還有日本名古屋大學附設醫院婦產科使用防風通聖散治療38位肥胖婦女，十二週結果減掉體重10%以上的人占31.6%，減重10%以下的人占68.4%。

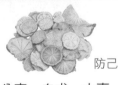 防己

 白朮

防己黃耆湯之方劑

成分　防己、黃耆各5公克，白朮、大棗、生薑各3公克，甘草1.5公克

說明：日本名古屋大學附設醫院婦產科之成田收醫師等人用防己黃耆湯治療肥胖婦女30例，十二週後，體重減輕10%以上者占33%，減輕10%以下者占67%。

實證	肌肉結實、不易疲勞、食慾強、便秘、血壓較高
虛證	虛胖、怕冷、流汗少、低血壓

中藥減肥法

- 適合的人：大柴胡湯及防風通聖散適合陽性體質者，尤其是肥胖合併有高血壓或膽結石者；防己黃耆湯適合陰性體質者，尤其是肥胖合併脂肪肝者。
- 減肥效果：一個月平均1.5至3公斤。
- 實施期限：3至6個月。
- 副作用：大柴胡湯及防風通聖散有時會有下痢之現象。
- 注意事項：無。
- 禁忌：常解稀便或大便次數多者（如腸道急躁症候群患者）不可服用大柴胡湯及防風通聖散。

西藥減肥法

　　肥胖是一種頑固的代謝性疾病，有些人即使採用飲食控制及運動方法來減肥，也有減不下來的情形，而使用減肥藥後，即使沒有嚴格飲食控制或是運動，也能減肥成功，這就是為什麼減肥藥會大受歡迎的原因。

　　理想的減肥藥必須要有效減輕體重一個月至少4公斤，長期使用不會有疊積的副作用，且不會有成癮性。由於人類的體重是由100個以上的基因在調控，每個人肥胖基因都不一定相同，因此對藥物的反應也不同，對某個人有效的藥物不一定對其他人也有效，因此一種減肥藥如果連續使用一個月仍然沒有效果，就必須更換藥物，而即使有效的減肥藥連續使用3到6個月後，都會效果遞減甚至無效，所以我率先提出「交替藥物減肥法」，減肥效果較快，這在國內外都是一項創舉。在89年各大電視台新聞都有報導。

　　目前國內主要的減肥藥，即諾美婷（Reductil）及羅氏纖（xenical）兩種。其實除了這兩種減肥藥外，還有幾種減肥藥其主要用途不在減肥，但是減肥效果不輸這兩種藥，稱為適應症外用藥，這些藥有幾種在美國及歐洲，已經通過第三階段臨床試驗，相信再過不久也會以減肥藥之用途上市。

諾美婷（Reductil）

　　諾美婷在1997年才經美國食品及藥物管理局核准作為減肥藥上市。諾美婷可以同時抑制神經傳導物質中的「正腎上腺素」及「血清素」的再吸收，使得此兩種神經傳導物質能夠延長作用時間，因此諾美婷之作用就如同合併「正腎上腺素」及「血清素」促進劑的效果。諾美

婷的減肥作用可分兩方面：一、可以提高人體之飽足感，以減少食物之攝取；二、可提高新陳代謝率，增加熱量消耗。諾美婷最理想的使用劑量為一天10至15毫克。

諾美婷減肥法

- 適合的人：體重超過理想體重20%，且沒有心臟疾病或高血壓。
- 不適合的人：高血壓及心臟病患者以及孕婦。
- 減肥效果：根據國外許多臨床試驗報告諾美婷使用3個月平均可以減重5至6公斤，使用1年可以減重10.5公斤。
- 實施期限：沒有限制，美國食品藥物管理局核准諾美婷可以長期使用於減肥。
- 副作用：口乾（發生口乾現象時，只要多喝水即可）、便秘（如有便秘，可以多吃高纖之蔬菜如地瓜葉、蘆筍、竹筍、芹菜、花菜等）、失眠、易激動、頭痛、噁心、鼻炎症狀、血壓及心跳次數上升。
  注意事項：諾美婷剛開始服用如果會有頭痛，可從低劑量型10毫克開
- 始使用，等到適應後，再改成15毫克。
  禁忌：冠狀動脈心臟病患者、充血性心臟衰竭患者、心律不整者及中
- 風患者，以及控制不良之高血壓患者或孕婦。

羅氏鮮（Xenical）

有人將它命名為「使你酷」或「讓你酷」，或稱「藍色小藥丸」。這個藥在美國推出後曾經造成轟動，國內的臨床試驗半年內可以使人減掉5至10%之體重（不吃藥之對照組只減掉1%體重）。羅氏鮮是一種強力的胰臟脂肪水解酵素之抑制劑，它可以減少胃腸道內脂肪類食物之分解及吸收，用法每次120毫克，每天三次，如果加大劑量，它抑制

脂肪吸收的作用並不會增加。

根據人體實驗，羅氏鮮可以減少食物中之脂肪的吸收達30%，而且羅氏鮮本身不會被胃腸道吸收（羅氏鮮被胃腸道吸收的藥劑不到1%），因此可以不用擔心其全身性的副作用。

羅氏鮮的使用方法是可以在進餐中服用或吃飯後半小時、1小時服用，也都一樣有效。

根據臨床試驗報告，使用羅氏鮮一天360毫克達三個月以上者，平均每個月可以多減掉0.35～0.58公斤體重，羅氏鮮特別適合用於平常喜歡吃油膩食物者或是經常外食者。至於油脂類食物吃得不多的人，若要用羅氏鮮來減肥，恐怕效果有限。

市面一些不良減肥藥如泰國減肥藥含有安非他命，而大陸走私進來之減肥藥含有些違禁藥如芬芬等，還有一些地下藥廠製造之非法減肥藥，有的宣稱含有諾美婷或羅氏鮮，但往往成分不足或是滲入一些其他的藥物，因此減肥者要使用減肥藥物，最好要經合格的醫師診察後再使用才有保障。

羅氏鮮減肥法

- 適合的人：每個人。
- 減肥效果：一個月0.5至2公斤。
- 實施期限：不限制。
- 副作用：有解油便、解軟便、脹氣、腹痛、大便急迫感，甚至有大便漏出之現象，少數人有頭痛及脂溶性維他命（即維他命A、D、E、K等）吸收不良等現象。
- 注意事項：羅氏鮮和一般的減肥藥用法不同，一般的減肥藥通常是飯前服用，但羅氏鮮卻需在飯中或飯後服用才有效。還有服用羅氏鮮期間常常會解油便或下痢，此時可以在睡前服用一包洋車前子，就可改善之。在使用羅氏鮮期間如要補充維他命最好是在睡前服用，或至少和羅氏鮮隔開3小時以上。
- 禁忌：無。

Chapter 4

減肥期間 常遇到的 問題

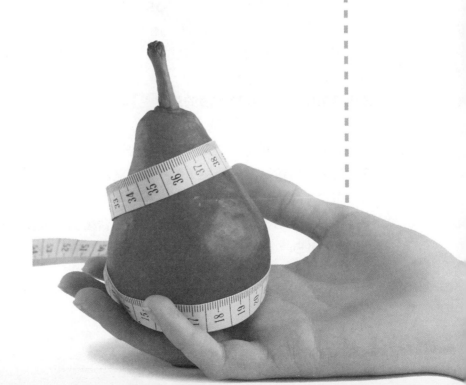

有些減肥者剛開始時減得很好，一段時間後，體重就不再下降，有人就因此放棄不再繼續實行減重計畫了。另外有些人在減肥期間因為餓得受不了而停止飲食控制了，這是很可惜的。以上這些都是在減肥期間可能會遇到的問題，我在本章列舉了九項減肥者常遇到的問題，並提供讀者有效的解決方法，希望能幫助讀者克服減肥期間遇到的困難，並達到減肥目標。

何謂飽足指數？

食物的飽足指數（Satiety index）是由澳洲的研究人員蘇珊娜霍特（Susanna Holt）博士以及雪梨大學的營養專家，他們共同研發出來的一個新名詞，它是用來測量不同食物之解飢能力，飽足指數是如何測量出來的呢？它是利用240仟卡的不同食物來讓一些志願測試者吃下去，然後每15分鐘測量一次其飢餓感，連續測量2小時，再取平均值，飽足指數通常是以白麵包訂為100當基準值，食物之飽足指數如果大於100就表示比白麵包更有飽足感。

實驗結果發現以下幾項有趣的事實：

◗脂肪最沒有飽足感，碳水化合物其次，蛋白質飽足感最持久。其中，脂肪最沒有飽足感可能讓很多人跌破眼鏡。

◗食物之體積會影響飽足感，體積愈大者飽足感愈強，故同一種食物含相同熱量情況下，水分含量多者飽足感較強。

◗食物內含不同營養成分會影響飽足感，含蛋白質或纖維素成分多者，飽足感較強，蛋白質因為結構複雜，消化吸收時間最長，因此飽足感維持最久，而纖維素可以增加食物之體積。

以下將幾種常見食物之飽足指數列出來：

澱粉類		零食類		蛋白質類		水果類	
食材	飽足指數	食材	飽足指數	食材	飽足指數	食材	飽足指數
白麵包	100	花生	84	皇帝豆	133	香蕉	118
炸薯條	116	優格	88	起司	146	葡萄	162
糙米飯	132	冰淇淋	96	蛋	150	蘋果	197
白米飯	138	爆玉米花	154	大豆	168	橘子	202
蒸或烤熟的馬鈴薯	323			牛肉	176		
				魚肉	225		

如何應用在減肥上？

　　當我們有飢餓感時，吃馬鈴薯最容易有飽足感，因此最不容易吃進去太多的熱量，如果換成吃白麵包，可能就需吃3倍的熱量才有飽足感，如果是吃甜的蛋糕則需吃進去5倍的分量（熱量）才會有飽足感。因此在主食的選擇上，吃馬鈴薯是最不容易吃過量的澱粉類食物。

　　至於蛋白質類食物中，魚肉比牛肉、雞肉、蛋類、豆類容易有飽足感，故吃1份魚肉所獲得的飽足感，換成蛋類需吃1.5份才有，如果是吃豆類則需吃1.7份才有飽足感，因此吃魚肉最不容易吃進太多的卡路里（熱量），而且魚肉含有豐富的不飽和脂肪，對減肥者還有這種好處。

　　脂肪類的飽足感比我們想像的低很多，它的飽足感甚至不如蛋白質類及澱粉類食物，因此很容易會不知不覺就吃過量，而且脂肪類食物所含

熱量，比其他食物高很多，所以減肥者在吃脂肪類食物時需特別提醒自己，以免吃過量不自知。

至於水果中，橘子與蘋果之飽足感比香蕉多一倍，對於減肥者，吃橘子比吃香蕉有利。

如何預防暴食症？

暴食症是一種飲食行為異常的疾病，患者在無聊、獨處或心情不好的時候，常常會用吃來發洩情緒，他（她）們進食的時候，往往無法控制自己！通常都會吃到肚子很漲甚至嘔吐為止，他（她）們吃下食物的分量很誇張，可以達到一般人之二倍甚至五倍量都有，我就遇過許多暴食症患者，他（她）們一次可以吃下一大條之吐司麵包或是一大盒蛋糕。

但是這些人卻又對自己的身材及體重要求很高，對自己之評價往往受體重影響很大，因此當暴食完畢就會開始後悔及自責，並產生焦慮感，於是就用不當的方式如催吐，或是吃瀉藥、利尿劑，或是做劇烈運動來企圖減輕體重，上述暴食後不當的減重行為如果每週發生

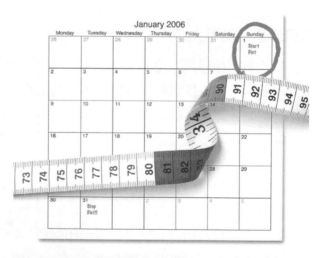

■養成寫飲食日記的習慣，將有助於瞭解每天飲食的內容與發現有無任何異常現象。

148

兩次以上且持續3個月，就算是暴食症了。如果一個人喜歡單獨自己一人進食，且吃東西速度很快，即使不餓時也能吃下很多食物，這就是有暴食傾向了，要小心。

暴食症要如何預防呢？要預防暴食症最好是用心理學上的認知行為療法，也就是告訴患者暴食之害處及正確的飲食體重控制觀念。另外，在家中不要放太多立即可食之食物或是高熱量食物，避免獨處，如果心情不好或無聊時可以聽音樂，找朋友聊天，或是到戶外運動等以轉移注意力，我們也可以養成記飲食日記的習慣，從飲食日記中分析在什麼情境下才會導致暴食行為，從而預防之，如果上述方法都有無效，現在醫學上有很有效的藥物可以治療暴食症。

正確的秤體重及測體脂肪

我常見到很多減肥者天天在量體重，更甚者一天量好幾次，這是不正確的，且會使減肥者變的神經緊張，整天心情就隨著磅秤測量的結果上上下下。人的體脂肪要形成不是一天就可完成的，人的體脂肪要消失也不是一天之內就可達到。因此體重如果天天變化，那大部分是我們所攝取的食物及水分的重量，以及所排泄的尿液、汗水及糞便的重量變化而已，並不能真正告訴我們脂肪是否燃燒及減輕的重量是否完全是脂肪。所以我們要秤體重，一個星期一到兩次就已足夠。

一個人的體重，在不同的時間及不同的狀況下秤都會有不同的數據。例如在飯後秤就比飯前重，在排便前秤就比在排便後重，在激烈運動排汗後秤會比運動前輕，上述這些誤差可以使體重上昇或下降達一公斤之多，至於喝水多寡及排汗多少在一整天下來也會影響體重1至2公斤左右，冬天衣服穿的多寡也會影響體重測量的準確度，故如要精確的測量

體重，上述這些因素都要考慮進去。

除了體重計外目前體脂肪儀也很普遍，像百貨公司及健身醫療器材行都有在賣一種簡易型的體脂肪儀，一台才一千到三千元價格，體脂肪儀除了量體重以外還可測量我們身體之脂肪含量比率。

要準確測量體脂肪要注意幾點：

- 空腹4小時測量比飯後量準確。
- 在檢查前6小時不要運動。
- 檢查前一天水分補充要足夠，不要在脫水情況下檢查。
- 檢查前12小時不要喝酒或咖啡或濃茶。
- 檢查前7天內不要吃含有利尿成分之藥劑。
- 檢查前30分鐘內需排尿。

如何克服飢餓感？

食物之飽足感和食物之體積及重量有關，因此體積愈大的食物愈能產生飽足感，例如高纖維蔬菜體積較大，比較有飽足感；再者，食物烹調時多加些水（例如煮湯）可以增加重量也容易產生飽足感。

克服飢餓的方法

◗三餐能多吃高纖維蔬菜就比較不會有飢餓感。

◗每餐進食速度放慢，一餐吃30分鐘可以增加飽足感。

◗如果飢餓難耐時：

①可以吃低熱量水果，例如番茄、杏桃、柚子、梨子、葡萄柚等。

②或蔬菜中之黃瓜、甜椒、紅蘿蔔、芹菜等可以生食者。

③或低熱量的餅乾，例如市售之高纖蘇打餅乾，有很多小包裝並且標示卡路里的，肚子餓時可選擇每小包熱量約70卡左右的來當點心吃。

④其他如蒟蒻凍、蒟蒻乾、代餐條、代餐包等，也是很好的解飢食

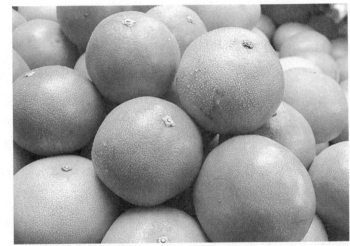

■當妳有饑餓感，可以吃一點低熱量水果。

碳水化合物VS脂肪

　　碳水化合物或是脂肪，哪一種食物比較容易導致肥胖？這個問題在歐美醫學界已經討論將近三十年了，最近已經有了結論——脂肪比碳水化合物容易胖。

　　國內近年來開始流行低胰島素減肥法，某些人刻意強調碳水化合物尤其是澱粉對減肥的害處，反而忽略了脂肪對肥胖形成的重要性。因此許多人誤以為吃碳水化合物比吃脂肪容易胖，其實這是錯誤的觀念。以下我就這兩種食物的能量密度、飽足感，細胞對營養素利用的優先順序以及食物的產熱效應等四方面來做比較。

　　首先談能量密度，能量密度是指一種食物每單位重量內含的熱量，同樣是一公克食物，脂肪含熱量為9仟卡，碳水化合物才4仟卡，而食物的飽足感是與該食物的重量及體積有關，而與熱量無關，因此吃脂肪很容易不知不覺就吃進去過多熱量！所以就能量密度而言，脂肪比碳水化合物容易胖。

　　接著我們談飽足感，在三大營養素包括脂肪、碳水化合物及蛋白質中，飽足感最低的是脂肪，其次是碳水化合物，飽足感最高的是蛋白質，由於脂肪缺乏飽足感，因此脂肪很容易吃過多而不自覺。

　　第三，就細胞對營養素利用的優先順序來探討，人體細胞與生俱來就有的特性是優先利用葡萄糖當做能量來源（而不是脂肪酸），因此碳水化合物攝取後，很容易會被消耗掉

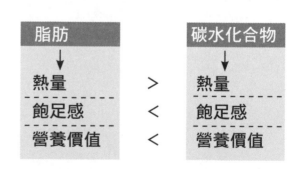

當做細胞能量來源，而脂肪就不容易被細胞利用來當作能源，因此吃脂肪容易囤積在體內。

美國科羅拉多大學的營養專家們在1994年就做了實驗，發現當一個人多吃了碳水化合物後，細胞同時也會多消耗葡萄糖，結果這些多攝取的碳水化合物只有75%會被儲存在體內，反之當一個人多吃了脂肪後，細胞卻不會增加脂肪酸的消耗（燃燒利用），於是多吃的脂肪有95%都被儲存在體內。也許有人會說，多吃了的碳水化合物也可轉變成脂肪囤積在體內，不錯，這是一種人體的生理現象，但是人體由碳水化合物來合成脂肪的能力每天才15至20公克而已。

2003年丹麥哥本哈根大學的Quistorff及美國柏克萊加州大學的Hellerstein，分別在兩個不同大學用放射性同位素追蹤人體所吃進去的的碳水化合物跑到哪裡去，證實了這個看法，也就是說，人類要靠吃進去的碳水化合物來合成體脂肪大約需要50至66天才會胖1公斤，這是微不足道的，也不是大部分肥胖者肥胖的主要原因。

最後我們來比較脂肪及碳水化合物二者的產熱效應（thermogenesis）。所謂產熱效應是指一種食物吃下去以後，在消化、吸收及儲存過程中所要消耗的熱量，脂肪的產熱效應是2%至3%，碳水化合物是6%至8%，也就是說，當我們吃進去100仟卡的脂肪後有97至98仟卡會淨留在體內，而當我們吃進去100仟卡的碳水化合物後，只有92至94仟卡會淨留在體內，因此就減肥而言，脂肪是比碳水化合物不利。

由以上四個因素來分析，脂肪比碳水化合物容易導致肥胖絕對是無庸置疑的。

如何克服減重的停滯期

正常的減肥速度是「平均」每週減輕體重0.5至1公斤，但這是一個平均值，而不是指每星期都能減重0.5至1公斤，一般而言，剛開始實行減肥計劃的前兩週減重的速度最快，我就曾遇到有人在第一週就減重超過5公斤，但是通常前兩週減的很快的人，到第3週就會遇到停滯期，也有些人第一個月都沒有停滯期，到第二個月才開始遇到停滯期。

減肥者所謂的停滯期，在醫學上稱為「適應現象」（adaptation），為什麼會產生適應現象？這是人體一種生理上的保護機能，用來防止人體因攝取熱量太少而造成傷害，在停滯期時人體會對所攝取食物做更有效的利用，同時降低基礎代謝率以減少能量的消耗，於是能量又達到一個新的平衡狀態，因此體重就不再下降了。不過停滯期通常不會持續太久，一般是兩週左右，也有些人長達一個月，只要過了停滯期，體重還是會再下降。可惜的是，許多人在遇到停滯期時，就對目前的減肥方法失去信心，中途放棄，以致以前的減肥成果都白費了。

依照筆者治療過數萬名肥胖者之經驗，減肥者體重下降的方式通常是呈現階梯式，而不是直線下降之溜滑梯式。

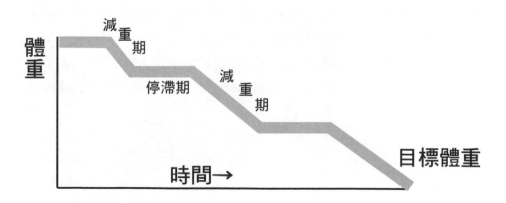

這中間因為每個人體質的不同以及所用減肥方法的不同，因此停滯期有長有短，有些人可能少於一星期，因此有些人停滯期看不出來並非沒有停滯期存在。

還有些人減肥的第一個月體重完全沒有變化，這些人可能是從小就肥胖的（**所謂遺傳型肥胖症**）或是最近曾經減肥過，還處於減肥後之停滯期，以上這些第一個月體重完全沒有變化的人也不要灰心，因為只要熬過第一個月，通常第二個月開始體重就會明顯下降。

當一個減肥者遇到停滯期時通常會很失望，沒有信心，甚至想放棄減肥，這是不正確的作法，當停滯期出現時，首先我們要先區別為真的停滯期或是假的停滯期。假的停滯期是指因為測量體重的方法不正確或在不同時段測量造成的差異，例如吃飯後就比吃飯前重，排便前也比排便後重，運動前比運動後重，婦女月經來臨前比月經後重，這些都會造成測量的誤差，因此最正確的測量體重，應該是在早餐前，且用同一台磅秤測量；另一種假的停滯期是因吃的食物熱量太多，因此體重降不下來，所以每當出現停滯期時就要認真記錄飲食日記，同時檢討飲食日誌看看是否有吃過量食物。如果上述兩種假象停滯期都不存在，則減肥者就需考慮此種停滯期是正常還是不正常，正常的停滯期通常維持兩週左右，最長不超過一個月，因此如果超過一個月體重仍然沒有變化，就要檢討目前所用的減肥方法是否失效了，這時最好請教專家醫師或營養師的意見。

依我的看法，克服停滯期最好的方法是增加運動量，因為運動可以提高我們基礎代謝率，使熱量的消耗提高，體重就會再下降，如果是增加運動量仍然無法克服停滯期，可以考慮使用減肥藥。如果本來就已經在服用減肥藥者，則在停滯期時只要更換不同的藥物，通常就可以克服停滯期。

如何做減肥運動？

理想的減肥運動應包括有氧運動及肌力訓練運動兩種。有氧運動最好每天做30分鐘，而肌力訓練每週至少兩次，每次15分鐘，而每次做較激烈的運動前最好先做5分鐘之暖身運動，例如柔軟體操。

有氧運動包括走路、跑步（**跑步機也算**）、游泳、騎自行車、爬樓梯、跳繩以及各種球類運動，只要是運動時會增加心跳速率及呼吸次數的都算有氧運動，如果關節不好的人可以選擇水中運動，比較不會對關節造成傷害。以下是各種活動及運動每分鐘消耗熱量表：

日常生活每分鐘熱量消耗表

項目	能量消耗量（大卡/公斤/分）
進餐	0.0269
搭車（公車站立）	0.0375
開車	0.0287
談話	0.0233
洗澡	0.0606
烹煮	0.0481
打掃	（掃、擦拭）0.0676
	（使用吸塵器）0.0499
洗衣	（使用洗衣機）0.0410
	（手洗）0.0587
裁縫	0.0287
購物	0.0481
拖地	0.09
園藝	0.08

各種運動每分鐘熱量消耗表

項目		能量消耗量（大卡/公斤/分）
走路		0.1
慢跑		0.17
上樓梯		0.3
下樓梯		0.12
騎腳踏車	9km	0.05
	21km	0.17
跳繩		0.25
體操		0.09
爬山		0.17
游泳	（蛙式）	0.1
	（自由式）	0.15
打球	（高爾夫）	0.07
	（乒乓球）	0.12
	（排球）	0.14
	（棒球）	0.08
	（羽球）	0.17
	（籃球）	0.15
	（網球）	0.19
	（足球）	0.15
有氧舞蹈		0.1

　　肌肉訓練通常是屬於無氧運動，做肌力訓練時最重要的是全身主要肌肉群都要鍛鍊到，不要只做某一部位之肌肉訓練。

減肥的外食技巧

中式料理注意事項

①儘量避免混合在一起之總匯食物，例如炒飯、燴飯、牛肉麵、大滷麵、炒麵以及濃湯、羹類。

②口味太濃之食物或是烹調方式太複雜（如糖醋）之食物，少吃！

③含油量太高之食物如炸、煎、炒及油淋之食物少吃，含糖量太高之食物少吃。

④甜點少吃，改吃新鮮水果。

⑤儘量少喝羹類湯品。

西式料理注意事項

①點餐時，不要點選含有奶油、起司或油炸過之食物。

②沙拉吧之開胃生菜，不要加沙拉醬、千島醬或美乃滋，可加醋或檸檬汁。

③湯不要選濃湯如奶油濃湯、玉米濃湯，可選擇蔬菜湯。

④主菜不要選分量太大的，如腓力牛排就比丁骨牛排分量小些，用餐時儘量少沾醬。

⑤甜點少吃，改吃水果。

⑥飲料選擇無糖者且不加奶精者。

速食店宜注意事項

①炸雞宜去皮吃，炸薯條、炸雞塊少吃。

②漢堡不要點分量太大的，或是只吃一半就好。

③麵包及三明治要注意內含之包餡
　或配料是否含油脂太多。

④熱狗、烤馬鈴薯、冰淇淋聖代及
　奶昔都是高熱量食物，宜少吃。

日式料理注意事項

①日本料理除了油炸物少吃外，其
　餘食物通常熱量較低。

②少吃豆皮壽司。

何謂溜溜球效應？

不當的減重方式，會讓體重的變化
上去愈來愈容易，下來卻愈來愈難。
如同玩溜溜球般，所以稱為溜溜球效
應。因為不當的減重方式，是將肌肉

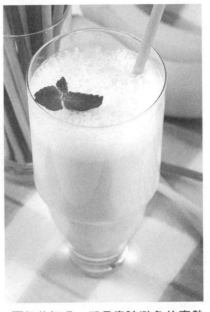

■奶昔好喝，卻是應該避免的高熱
量食物！

組織和水分一起減掉，但增加回去時，絕大部分增加的都是脂肪。如此
脂肪的比例就愈來愈高，熱量的新陳代謝率就愈來愈低，身體需要的熱
量愈來愈少，也就愈來愈容易胖，最後成為惡性循環。

防範溜溜球效應最好的方法，就是持續的運動。運動有助於減重時能
減掉更高比例的脂肪，減重後持續運動，更能保持減重的成果。運動增
加熱量的消耗，且能提高基礎代謝率，運動後還可獲得心理的安適，減
少暴食症之機率。

Chapter 5

如何 永不復胖？

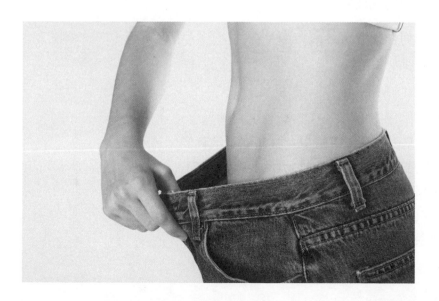

要短期減肥不難，但是要長期維持減掉的體重，使自己永不復胖卻困難多了，相信很多減肥過的人都有此相同的看法。根據國外大規模的研究報告，減重成功的人，追蹤1年後有31.5%的人復胖，追蹤5年後有76%的人復胖，而大部分人復胖通常是在減重後兩年內，因此只要在減肥成功後兩年內好好的看住體重不要讓自己胖回來，以後復胖的機會就少很多了。

瑞典之Bjorvell & Rossner教授曾經發表過49位肥胖者平均每人減掉12.6公斤體重，追蹤10到12年後，這些人仍然保持10.6公斤的減重成果。而美國之Wing及Hill兩位學者發表過3000餘位維持體重成功者，平均減掉30公斤，而且維持5年半不復胖。我在自己醫院也曾經統計過2000多位減重後不復胖之個案，可見減重後要維持體重不復胖仍然是有可能的，醫學上不復胖的定義是成功減掉10%的體重且維持1年以上不復胖。

復胖可能的原因

減重後為何會復胖可分幾方面來探討：一、生理方面，二、環境方面，三、心理方面。

生理方面

①減重後基礎代謝率下降以及身體能量消耗變少。

②體內兒茶酚胺（catecholamine）分泌減少。

③甲狀腺荷爾蒙分泌減少。

④脂蛋白解脂酶（Lipoprotein lipase）活性增加。

⑤瘦身素（leptin）分泌減少。

⑥細胞對胰島素的敏感度增加。

以上六種生理因素中，第①、②、③項因素會使身體之能量消耗減少，而第④、⑤、⑥項因素會使脂肪囤積增加。

醫學研究發現，脂肪細胞每公斤重量每天會消耗熱量10至13仟卡，而肌肉細胞每公斤重量會消耗21仟卡，當一個人減輕體重後，脂肪變少了，肌肉組織同時也會流失一少部分，因此身體的熱量消耗也就跟著減少了。此外體重減輕後，體內之兒茶酚胺及甲狀腺荷爾蒙分泌量也會減少，兒茶酚胺是由交感神經及腎上腺所分泌，它與甲狀腺荷爾蒙一樣都會增加人體之熱量消耗，因此當這兩種化學物質分泌減少，熱量消耗也變少了。而脂蛋白解脂酶是一種存在於脂肪細胞及血管壁之酵素，它是用來合成脂肪分子的酵素，它的活性增加會使脂肪囤積增加。而瘦身素是由脂肪細胞所分泌的一種荷爾蒙，它有調節脂肪存量穩定的功能，瘦身素可以增加熱量消耗及減少脂肪囤積，因此瘦身素分泌減少會使脂肪囤積增加。至於胰島素更是囤積脂肪的主要荷爾蒙，胰島素敏感度增加，脂肪囤積也會跟著增加。

由上述減肥後人體生理變化來探討，復胖是必然的趨勢，除非我們能做一些對抗復胖的措施。

環境方面

大部分肥胖者減重期結束後，通常不再繼續跟醫師或營養師等專業人員保持聯繫，失去專家的監督指導以及支持，很難繼續保持著減重期間正確之飲食模式及運動，再加上經過數個月甚至更長期間之飲食限制後，減肥者對於美食之慾望往往會很強烈，如果不克制，很容易就暴食一番。

心理因素

　　很多肥胖者設定的減重目標不合理，根本達不到，因此常常在更換減重方法或尋求減肥偏方，這種人從來就沒有達到心目中的理想體重過，因此自然也就談不到如何維持體重了。我就曾經遇到一位找我減重的肥胖者，她原來的BMI是51，要求我幫她減到BMI為16（正常人是22至23），根據醫學統計，只有20%的肥胖者能達到自己心目中的期望體重。還有些人個性很急，希望在一個月內把她多餘的體重全部減掉，這些幾乎是不可能的任務，常常會使她（他）們感到挫折灰心，甚至中途就放棄減肥計畫。還有些人剛開始減得很快，等到減肥速度變慢或是出現停滯期時，就懷疑原來之減肥方法無效，不再相信專業人員之建議，恢復自己以前的飲食及生活習慣，以前減掉的體重全部又回到自己身上，這是很可惜的現象。

　　以上所述導致復胖之三種因素中，環境及心理因素比生理因素重要。

鞏固減肥成果

　　綜合國外多位減肥專家之意見以及我自己從事肥胖治療二十餘年之經驗歸納出以下幾點維持體重之要領，讀者如果能依照實行，相信維持體重一定會成功。

　　而維持體重的技巧要在減重計畫開始實行前就學會，才能夠在減肥期間同時維持體重，才能鞏固減肥成果。

設定合理減重目標速度

肥胖者由於基因及體質與瘦者不同，其體內與生俱來的體重及體脂肪平衡機制與一般人不同，因此目標體重應該比一般人的理想體重（BMI　22至23）多10%才合理，有些超級肥胖者BMI大於50以上，只要能減掉30至40%之體重已經算是很成功了，即使未達到心目中之理想體重。至於減重速度，根據美國國家衛生研究院（NIH）及世界衛生組織之減肥準則，標準的減肥速度是一個月減2至4公斤。

因此如何才能使減肥後永不復胖，第一個要領就是要設定合理之減重目標及減重速度，才不會永遠都停留在減重期，從來都沒有機會做維持體重之措施。

低熱量、低油脂、高纖維飲食

男生每天攝取1400仟卡，女性1200仟卡，誠如前面第三章所述，許多減肥法不一定是低油脂（如阿金減肥法）也能減肥成功，但是要長期保持體重不復胖就一定要低油脂飲食。由於油脂1公克熱量是9仟卡，是碳水化合物及蛋白質食物之2倍多，因此多吃高油脂食物就等於是多吃高熱量食物，很難達到低熱量飲食之要求。

人體細胞與生俱來的特性，細胞比較喜歡利用葡萄糖來當做能量的來源而不喜歡用脂肪來

■飲食應儘量選擇高纖維食物，一天最好能夠攝取30公克以上纖維素。

當做能源，因此當脂肪食物多攝取了，大部分會以脂肪的型態囤積在體內不易消耗掉，這就好比是一部原來是燃燒汽油的汽車，我們硬要供應它瓦斯來當燃料，因為引擎不合，瓦斯可能用不掉，大部分都還儲存在車內一樣。

至於高纖維食物因為熱量較低且飽足感較強，因此不容易吃進去太多熱量，高纖維的碳水化合物在澱粉主食方面有大麥、喬麥、地瓜、芋頭、糙米等，而蔬菜尤其是葉菜類，通常含纖維素較多，尤其是地瓜葉、蘆筍、韭菜、韭菜花、芹菜及竹筍等，纖維素最好是一天能夠攝取30公克以上。

較大的運動量

在減重期即使不運動只靠飲食控制也能減肥成功，但是在體重維持期就不同了，在體重維持期不只要運動，

■芋頭是澱粉類的主食，有著熱量低、飽足感強的高纖特性。

而且還要較大的運動量才能維持體重不復胖，每減一公斤體重，每天大約需增加10至21仟卡之運動量，才能維持體重不復胖，舉例來說如果一個人體重從90公斤減到60公斤，總共減掉30公斤，則這個人每天需做300至630仟卡之運動量才能維持住體重不復胖，300仟卡的運動量是多少呢？請參考157頁之各種運動每分鐘熱量消耗表。

在美國有2位醫師維恩（Wing）及希樂（Hill），他們從1994年起就蒐集美國國內3000餘位減重後不復胖之個案做分析研究，結果發現這些維持體重不復胖者，他（她）們平常的運動量都很大，男性平均一週總共運動消耗3293仟卡，女性2545仟卡，相當於每天做1小時之中等度運動或30分鐘之激烈運動（或是一天走路11000步以上），這些能維持體重不復胖的人，平常最常做的六種運動分別是走路占76.6%、騎自行車占20.6%、舉重占20.3%、有氧舞蹈占17.8%、跑步占16.8%、爬樓梯占9.3%。

而運動的種類又以居家運動比上健身房或參加團體運動班效果好，因為不受場所及時段的限制比較能夠持之以恆不會中斷，至於每次運動時間不一定要連續很久，例如一天60分鐘之運動可以分成3次各20分鐘，效果是一樣的，而多次短時間的運動較能長期實行。

每天記錄飲食日記

飲食日記一定要在每餐食後馬上記錄，不要一天過完才一起記，因為容易遺忘漏記了某些食物，飲食日記要記錄愈詳細愈好，包括食物種類、分量、料理方法等內容。

記飲食日記是養成監督自己飲食內容的一個很有效方法，記飲食日記時我們會察覺出來自己吃了多少，如果超出量太多，下一餐就會警惕自己要少吃。

我在我們醫院曾經統計超過2千位減肥後超過一年不復胖者，她（他）們大部分都有記飲食日記，可見長期有恆心的記飲食日記者，對防止復胖是有幫助的。

養成定期量體重的習慣

至少每週要量一次，體重上升了，就開始要檢討自己是多吃了或是運動量不足，設法用少吃或多運動補救回來，一個星期量一次體重，即使變胖，也是1至2公斤以內。很容易再瘦回去，不要等到復胖幾十公斤才發覺，到時候可能自己都會灰心不想再減肥了。

養成良好生活習慣

❍食物料理用低油烹調方法，例如蒸、煮、滷、烤，少用煎、炒、炸、如要煎炒，儘量使用不沾鍋具以減少用油，若要增加食物的香味，可以多利用香料，或加上大蒜、薑、蔥、青椒，或低脂調味品或高湯……等。

❍飲食速度要慢，每餐吃30分鐘，每口食物都要細嚼慢嚥。

❍用餐時要專心，仔細品嚐食物的味道，不要邊吃邊看電視，或邊閱讀或聊天。

❍每餐進食前，要事先想好——我可以吃多少分量，而不是隨意吃到飽。

❍三餐食物分量分配，應早餐吃多，晚餐吃少，且三餐都要進食。

❍不吃零食、宵夜或含糖飲料。

❍心情不好時，到戶外活動或找朋友聊天，不要用吃來發洩。

❍吃飽飯後才去購物，購物前先列出一張購買物品清單，不要受到誘惑而多購買，尤其是零食等吃的東西。

❍家中不要存放立即可以吃的食物，如果已經有了，儘量存放在看不到的地方。

尋求專業人員的協助

　　如果使用自己的方法減肥不成功，可以找專業的醫師協助，現在各大醫院都有設立減肥門診。

　　國內目前有兩個學會在辦理肥胖專科醫師認證，一個是中華民國肥胖研究學會，另一個是台灣肥胖醫學會，要取得肥胖專科醫師資格要先接受200學分之肥胖治療專業訓練，再通過筆試及口試才能取得資格，因此如果要減肥，尤其是使用藥物減肥，一定要找肥胖專科醫師才比較有保障。

　　以下是我的門診的看診流程，可供大家先行了解看診過程——減肥門診大約每1至2週要回診一次，第一次門診（初診）要做比較多的檢查及填寫一些資料，以下是初診時之流程：

Step1→填寫個人資料，包括：

　　a. 自己何時變胖？最近一年來體重變化情形？

　　b. 計畫想減多少公斤的體重？最想減掉身上哪一部分的脂肪？並希望在多久時間內達成目標體重？

　　c. 為什麼要減重？為了美觀、為了健康，或是其他需求，如工作、結婚？

　　d. 飲食習慣的調查，像吃東西是否太快？一天是否吃三餐？無聊或心情不好時是否用吃來發洩？愛吃零食、宵夜否？看

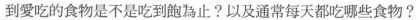

到愛吃的食物是不是吃到飽為止？以及通常每天都吃哪些食物？

　　e. 目前的運動及活動量？

　　f. 以前的減重經驗？

　　g. 目前有無任何疾病？

至於複診時就比較簡單了，只要測體重、體脂肪率及腰圍後直接由營養師諮詢及醫師看診即可！

Step2→測量體重、體脂肪及腰圍。

Step3→測量基礎代謝率：利用先進的高科技儀器，可準確測量出氧氣消耗量，並以此得知休息時的代謝率。

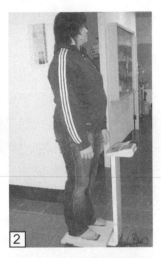

Step4→抽血檢驗（肝功能、三酸甘油酯、膽固醇、血糖、尿酸）。

Step5→飲食衛教：透過問卷調查使營養師了解減肥者的一些飲食習慣後，再教減肥者如何做飲食控制。

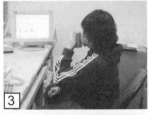

Step6→醫師看診：醫師根據減肥者的問卷及檢查報告，找出肥胖原因，再量身訂做適合肥胖者個人的減重方法。

Step7→後續的協助：聯繫的方式可以用電話連絡或回門診面對面諮詢，面對面諮詢方式比用電話聯繫方式效果好。醫學研究證實，肥胖者接受減重治療的期間愈久，維持體重的效果愈好。根據行為科學的研究，肥胖者要改掉不正確的飲食及生活習慣，至少需要1年時間，因此如果治療或是監督的時間不夠久，一些不良的飲食及生活習慣便可能會死灰復燃，導致復胖。

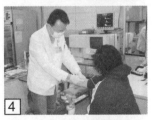

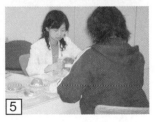

　　除了上述幾個要領外，還要注意特殊時期容易飲食失控的情形，例如遇到壓力事件，如更換職業、結婚生子、家中變故以及節慶等日子，要學習如何去面對壓力事件以及用正確的方法去處理。

　　如果上述要領無法完全做到，或是體重已經回升時，可以間歇式的短期使用減肥藥或代餐把體重降下去再繼續維持。

體重維持期之飲食處方 熱量：女性1200仟卡／天，男性1400仟卡／天

- -

（以女性為例說明）

● **食物種類：一天分量**

蛋白質占20%－240仟卡，約三份（一餐一份）

脂肪占25%＝300仟卡，約33公克油，其中15公克（約3茶匙）是食用油，另外18公克含在中脂或低脂蛋白質食物中。

碳水化合物占55%＝660仟卡，其中主食1½碗（每餐約半碗飯）占420仟卡。

水果份量相當於中等蔬果1½個，占120仟卡。

● **體重維持期之運動處方（可以採用以下二種處方之一）：**

1. 所需之運動量＝減掉之公斤數×11至20仟卡/天

再根據前述圖表中各種運動所消耗之熱量，來決定需運動多久時間。

2. 或是直接設定每天做中等強度之有氧運動1小時以上，加上每星期做2次之鍛鍊肌肉運動。

　　上述運動可在一天以內分成數次完成，例如步行早上20分，傍晚20分，睡前20分，合計起來一天就累積到60分鐘之步行（中等強度之運動）。

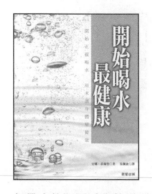

開始喝水最健康

安娜・希爾碧（Anna Selby）◎著

定價：250元

這是一本極為實用的用水指南，從正確喝水的方法開始，到水療法與身體裹敷；從解毒飲食到漂浮缸，讓你可以在家或健康SPA中心享受水帶來的治療能量，以水撫慰你的感官並促進身體健康。

你知道該選擇哪種礦泉水、每天該喝多少水、游泳與蒸氣帶來的深層淨化效果嗎？要如何以礦泥浴、足部療法、全身磨鹽去角質、冷敷等水療法來自我放鬆？翻閱本書，趕緊找出屬於你的補充水分法吧！本書專為你設計每天的補水、運動、保養方法，幫助你有效提昇體內含水量，解毒淨化身體、真正放鬆心靈。

改變你一生的飲食計畫

【作者】吉蓮・麥克凱斯 Dr Gillian McKeith

定價：290元

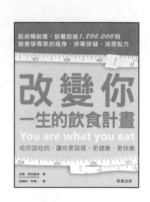

★英國超級暢銷書，銷量超過1,800,000冊

★英國4頻道熱門健康類節目《You are what you eat》

★營養學專家的瘦身、排毒、保健、減壓配方

教你

・如何了解你的身體密碼，改變一生的飲食計畫

・幫你設計一套豐盛的瘦身飲食計畫，分析一般的減肥為何沒有效。

・提供吉蓮醫生「一日排毒法」，清除身體的垃圾

・幫你分析時尚的減肥食譜為何沒有效

・教你如何辨識身體發出的疾病訊號

・教你吃出美麗的肌膚與性感的養護法

・解決你的五大難題－減肥無效、疲勞、消化不良、生理痛、壓力

劉太醫養生寶典

【作者】：劉弘章、劉浡
定價：299元

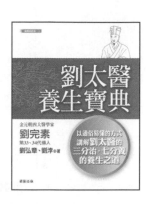

　　寫本書的二位作者叫做劉弘章、劉浡（父子），是中國金元四大醫學家之首劉完素的後代，劉完素的九世孫劉純，為明朝太醫，享年126歲，被明清兩朝太醫院尊為太醫保護神。他奉旨以囚試醫，帶領醫官經過66年的努力，總結出一套預防疾病的養生十條和治療疾病的生機、食療、慎用藥的三分治七分養方法，使得後世受益無窮。

他們將自家祖傳的養生配方，用通俗易懂的方式講解劉太醫的三分治‧七分養的養生之道，給您──◆20則祖傳御用養生配方◆10種養生法◆20則經典養生案例，以最簡單便宜不花錢的方式，讓人人都可學習到的養生技巧。

蔬菜，怎樣吃最健康

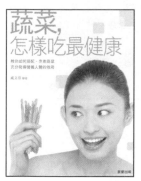

【作者】戚文芬
定價：250元

蔬菜的健康密碼

　　『本草綱目』裡有提到多105種蔬菜入藥的方法，目前的醫學更證實，很多蔬菜裡所含有的特殊成分和活性物質，確實對於某些疾病有明顯的治療效果。但我們光是把蔬菜吃進肚子裡，不一定就能夠完全吸收到蔬菜裡的營養素，更不用說有預防疾病的效果。

　　由此可知，光是了解蔬菜的營養素功能，不一定就能夠攝取到，所以不如回歸本質，先了解蔬菜的全貌－－營養成份／藥用功效／選購要領／貯存要領／烹煮秘訣／食療養生方，讓餐桌上的每一道蔬菜，都可以發揮營養人體的效用，保衛全家人的健康。

國家圖書館出版品預行編目資料

速效減肥法/曾漢棋著
—初版.—臺北縣新店市：晨星，2007【民96】
面；公分，（健康與飲食；14）
ISBN 978-986-177-149-6（平裝）
1.減重
411.35   96012531

健康與飲食
14

速效減肥法

作者	曾漢棋
企劃主任	吳怡芬
編輯	葉慧蓁
美術編輯	張志寧

發行人｜陳銘民
發行所｜晨星出版有限公司
　　　　臺北縣23143新店市北新路3段82號11F之4
　　　　TEL:(02)89147114、89146694 FAX:(02)29106348
　　　　E-mail: service-taipei@morningstar.com.tw
　　　　http://www.morningstar.com.tw
　　　　行政院新聞局局版台業字第2500號
法律顧問｜甘龍強律師
承製｜知己圖書股份有限公司　　　TEL:(04)23581803
初版｜西元2007年8月

總經銷｜知己圖書股份有限公司
　　　　郵政劃撥：15060393
　　　　（台北公司）臺北市106羅斯福路二段95號4F之3
　　　　　　　　　　TEL：(02)23672044　FAX：(02)23635741
　　　　（台中公司）台中市407工業區30路1號
　　　　　　　　　　TEL：(04)23595819　FAX：(04)23597123

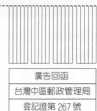
更方便的購書方式：

(1) **網　　站**　http://www.morningstar.com.tw
(2) **郵政劃撥**　戶名：知己圖書股份有限公司　帳號：15060393
　　　　　　　請於通信欄中註明欲購買之書名及數量。
(3) **電話訂購**　如為大量團購可直接撥客服專線洽詢。

◉ 如需詳細書目可上網查詢或來電索取。
◉ 客服專線：(04)23595819#230　傳真：(04)23597123
◉ 客服電子信箱：service@morningstar.com.tw